60歳からの脳トレ

もの忘れ、認知症にならない
昭和
思い出しテスト

ど忘れ現象を防ぐ会 編

楽しみながら
全660問

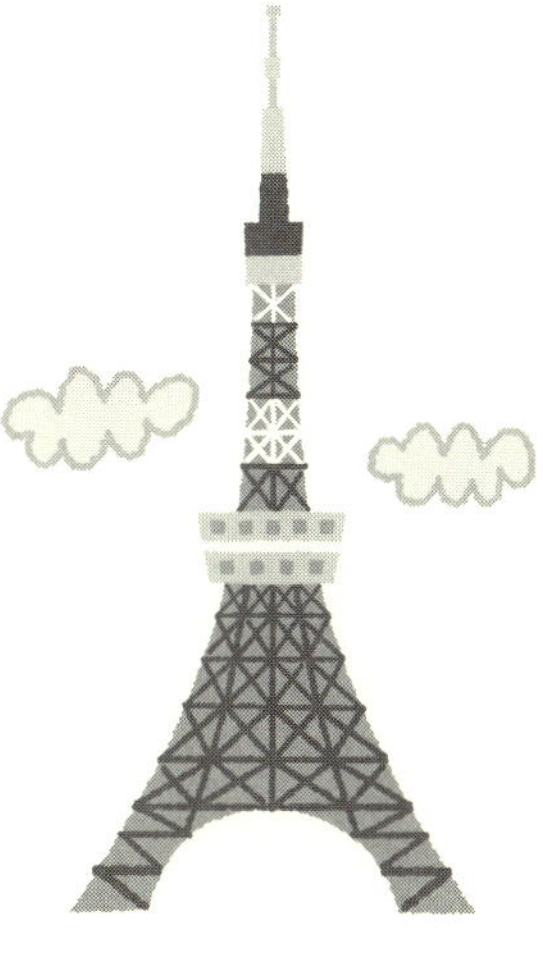

コスモ21

はじめに＊懐かしき激動の昭和を思い出し、脳の老化を防止！

日本人にとって「昭和」という時代は特別なもの。楽しく希望に満ちた「とき」がたくさんありました。また、つらい出来事や事件も甦ります。それらは歳を重ねるにつれ、懐かしい思い出となって、読者の方の胸に刻まれていることでしょう。

実際に、

「最近起こったことはすぐに忘れてしまうのに、昔のことならよく覚えている」

「子供の頃の出来事はいくつになっても忘れない」

という人は多いのではないでしょうか。

しかし、油断してはいけません。脳も老化しているのです。

脳に刻まれているはずの記憶や知識は、それを思い出す努力をしないと、次第に希薄になり、最後には消えてしまいます。

本書は「昭和の時代」を懐かしく思い出す「脳トレ本」です。頭と心の奥底にたまっている記憶を、質問という刺激でゆさぶり、サビ付きかかった脳を活性化させましょう。

質問やテーマによっては、人それぞれに難しいと感じる項目があるかもしれません。わからない問題は事典などで調べれば、新しい知識が身に付きます。

解答は別の紙に書きましょう。チラシの裏やメモ用紙、何でもかまいません。文字を書く、手指を動かすことが脳を活性化させることは、最先端の脳科学でも証明されています。正解は各章の後ろにあります。漢字で書ける解答はできるだけ漢字で書いてください。

さあ、ど忘れ現象を解消し、脳の働きを活性化するこの「昭和思い出しテスト」を充分に楽しんでください。そして必ず自己採点を忘れずにしてみましょう。

ど忘れ現象を防ぐ会

※本書に登場していただいた方々の敬称は略しています。

◎もくじ　もの忘れ、認知症にならない　昭和　思い出しテスト

カバーデザイン▶中村　聡
本文デザイン▶鈴木　充
製作協力▶吉際企画
編集協力▶オフィス朋友

第1章

懐かしい生活スタイル、思い出せますか?

▶衣・食・住 編◀

全160問

◎ 自己採点しましょう ◎

〔130問正解〕 ★★★ 大変よくできました
〔100問正解〕 ★★☆ よくできました
〔70問正解〕 ★☆☆ もう少し頑張りましょう

問 1

昭和2年、同潤会が今ではオシャレな街として人気の東京・代官山に「○○アパート」を建設し、申込者が殺到します。

問 2

昭和初期、おやつに食べる「○○豆」がお汁粉屋やフルーツパーラーなどで人気になりました。

問 3

新宿の中村屋で「高級○○○カレー」が人気を博しました。薬味にはピクルスも付いていてハイカラな料理でした。

問 4

昭和2年、日本橋・三越本店で「第1回○○○○○○ショー」が開催されました。日本で初めてのショーです。

問 5

「マネキン」は最初「マヌ○○」と呼ばれていましたが、「客を招かん」に通じるとしてマネキン（招金）とされました。

問6

寿屋(現・サントリー)が、日本初の「純国産○○○○○」を発売したのは、昭和4年です。

問7

大日本麦酒《ビール》(現・アサヒビール)が今でも使われている整腸剤の「○○○○」を昭和5年に売り出します。

問8

昭和5年、津村順天堂(現・ツムラ)が、日本初の入浴剤「○○○○○」を発売し、超ロングセラーに。

問9

昭和の初め頃から、農村では、学校に弁当を持ってこられない「○○児童」が問題になっていきます。

問10

昭和6年、森永製菓が「○○○○○ガム」を生産販売し、都会で流行しました。

問11

それまでは「ポークカツレツ」と呼ばれていた肉の揚げ料理が、徐々に肉が厚くなり「○○○○」と呼ばれるようになりました。

問12

昭和10年代まで、夏には、大きめの木綿製のワンピースである清涼着「アッ○○○」が大流行しました。

問13

同じ頃、安物のウイスキーによく合うツマミとして、牛や豚の臓物を焼いた「○○焼き」が、庶民の間で大ヒット。

問14

それまでのアルミの弁当箱は、梅干しなどの酸に弱いので、アルミを強化した「アル○○○製」弁当箱が作られました。

問15

昭和の初期頃までよく見られましたが、滑車を利用して井戸水を汲み上げる道具を「○○○」と言います。

問 16

昭和の初め頃から、精肉店で揚げた惣菜《そうざい》の「肉入り○○○○」が売られ始め、今でも人気の一品です。

問 17

当時、パンを売る屋台が大流行しましたが、銀座の「○○屋」が、喫茶店で菓子パンとコーヒーをセットで提供し、大好評に。

問 18

昭和を代表する色です。官庁の制服から学生服、作業服までこの「○○○色」に定められました。別名、国防色です。

問 19

今でも使われている磨き粉・カネヨの「○○○○○」が昭和９年に発売されました。

問 20

当時、タワシとして活用されたのが「○○○」です。化粧液もこれから採れました。

問 21

昭和10年頃、幼稚園児に人気のおやつは、1位「○○○○○」、2位「おかき」、3位「せんべい」でした。

問 22

戦前、戦後を通じ、国民的な人気のアメは、「○○○○○」でした。

問 23

美容クリームが続々と発売されました。昭和11年に発売され、今でも人気の化粧水「明色○○○○ゼン」もその一つです。

問 24

婦人団体がコメ不足を背景に、昭和12年、「○○食はやめましょう!」というスローガンを声高に叫びます。

問 25

盛り場の大衆食堂に「国策料理」なるものがお目見えしました。内容は「一○一○」と麦飯、香の物です。

問26

東京・銀座の屋台にパンにソーセージをはさんだ「○○○・ドッグ」が初登場し、大人気に。以降、全国に広まりました。

問27

昭和15年、アメリカのデュポン社が「○○○○ストッキング」を発売しました。のちに爆発的に売れることになります。

問28

「○○○弁当」が考案されたのが、昭和10年代。「ぜいたくは敵だ」と言われ出した頃です。

問29

昭和15年、燃料不足で後楽園球場で「○焼き」が始まります。神宮球場は木炭倉庫になりました。

問30

木材節約がとんでもないところにも波及し、お墓の後ろに立てる「○○○」も禁止されたそうです。

問31

徴兵による労働力不足のため、電車やバス運転士、車掌も「○○」が務めるようになりました。

問32

ラムネの瓶のなかには、ガラスの「○○○」が栓として入っていました。

問33

「○○店」にも規制が入り、標準的な髪形以外は受け付けないことになりました。リーゼントなどはもってのほかです。

問34

予科練の「○○ボタン」は、宣伝映画「決戦の大空へ」の主題歌「若鷲の歌」で大人気となり、一躍少年たちの憧れに。

問35

ぜいたくの標的として、夏の暑いときには欠かせない「○」も対象になりました。

問36

空襲の際、「窓○○○」が飛散しないよう、各家庭では爆風よけが貼られました。戦争ドラマなどのシーンによく出てきます。

問37

「戦時○○食・イモパン」が考案されました。イモのほか、イワシの粉なども入っていたそうです。

問38

白米がなく、食べにくい玄米を何とか食べやすくしようと、「○○ビン」に入れ、細い棒でつくことが家庭の風景でした。

問39

生活の簡素化が進み、国民服やモンペ、「防空○○○」の着用が義務づけられるようになったのもこの頃です。

問40

昭和19年、空襲の被害を抑えるため建物の「強制○○」が実施されます。否も応もなく家を追われた庶民が多くいました。

問41

敗戦後、空襲で家を失った国民は、半地下の防空壕や粗末な「〇〇〇〇小屋」に住むしかありませんでした。

問42

昭和20年、倉敷レーヨン（現・クラレ）がそれまで培《つちか》った合板技術を活かし、「〇〇〇〇住宅」を開発しました。

問43

アメリカ女性の唇をまねて化粧品の「〇〇」が広まります。戦後まもなく日本女性の生活は大きく様変わりしていきます。

問44

昭和21年2月から「〇〇」と「〇〇」の交換が始まりますが、古いお札は溶かされ、紙の浴衣を作ったそうです。

問45

ヤミ市場などの飲食店で、「〇〇〇アルコール」の飲み物が売られ、各地で失明者や死者が出る事態になりました。

問 46

昭和21年にGHQが放出したメリケン粉で作った「○○○パン」が、全国の児童に配給されました。

問 47

家電メーカーが夏に欠かせない「○○機」の量産にかかりました。GHQの要請によるものです。

問 48

この頃、「○○米」が190円近くなり、ほぼ一年前の三倍の値段に高騰しました。

問 49

昭和22年は深刻な電力不足になり、停電を余儀なくされました。そこで、大きく儲けたのは「○○○○屋」さんです。

問 50

昭和23年には男性にリーゼント、女性に「電気○○○」のヘアスタイルが大流行します。

問51

ロッテの「○○」が飛ぶように売れました。甘味料が入っていたため、甘味に飢えた人たちに大好評だったのです。

問52

昭和23年、戦後初の「○○コンクリート製」都営アパートが完成。民間の家賃よりかなり割高でしたが、応募者が殺到します。

問53

洋食が普及するにつれ、調味料の「○○○」の需要が伸び、全国に製造工場が激増しました。

問54

居間の中心にはいつも丸い「○○○台」がありました。脚をたたむことができ、使わないときには簡単にしまえます。

問55

戦後、密造酒のカストリや「○○○○」が市中に広まり、警察が取り締まりに躍起になりました。

問56

町なかに卵屋があり、卵を一個ずつ「○○売り」していた時代もありました。

問57

昭和25年、トリスウイスキーが発売され、いたるところに「○○酒場」と呼ばれるトリス・バーが開店します。

問58

森永製菓が「○○○キャラメル」を、一箱20円で昭和25年に発売しました。

問59

男性もワイシャツを着る人が多くなり、ワイシャツ留めがはやります。別名、カタカナで「○○○レット」とも言います。

問60

ヤミの「○時計」が出回り、紳士用も婦人用も飛ぶように売れました。ただし、動けばいい、というような品でしたが。

問61

昭和26年、公営アパートに「○○○○○キッチン」が初めて採用されました。その後、憧れの間取りとなります。

問62

当時のオレンジジュースの代表的な商品は、「○○○○オレンジ」です。

問63

大衆居酒屋チェーン店の元祖、「○○の瀧」第一号店が、昭和26年にオープンしました。

問64

この年発売された不二家で人気のお菓子・ミルキーは、「○○ちゃん」のマーク入りです。

問65

昭和20年代頃まで「○○アイロン」があり、電気を使わない熱で、衣服のシワを伸ばしていました。

問66

昭和27年、和光商事(現・ワコール)が日本で初めて「○○ショー」を大阪で催しました。男子禁制だったようです。

問67

家電メーカー各社が、そろって「電気○○○」を発売しましたが、値段がサラリーマンの月給の約10倍で、高嶺の花でした。

問68

オードリー・ヘプバーンのファッションを真似し、トレアドル・パンツや「○○○○・シューズ」が大流行しました。

問69

オードリー主演の「ローマの休日」で「○○○クリーム」を食べるシーンも評判で、みな真似したものです。

問70

それまで、ジュースは瓶詰が当たり前でしたが、明治製菓が初めて「○ジュース」を昭和29年に売り出し、大好評を博しました。

問 71

昭和31年、住宅公団の団地に初めて「○○トイレ」が採用され、生活様式が便利になっていきます。

問 72

都市ガスの届かない農村や山村で、ガスの使用を可能にした画期的な製品が「○○○○ガス」でした。

問 73

衣装箱の「○○○○○ケース」は手軽さと値段の安さで、若い層の人にとても重宝され、人気家具になりました。

問 74

昭和の30年代初めまで、「○○○」はメロンにも負けないくらい、憧れの果物でした。

問 75

小説「太陽の季節」の作者の名前を取ったヘアスタイルで、映画が公開されると瞬《また》く間に流行したのは「○○○刈り」です。

問76

家電製品の電化の波が押し寄せた30年代、「電気ゆで○器」なる商品もありました。

問77

主婦にとってはこれ以上ないという、夢の電化製品はやはり「電気自動○○器」ではないでしょうか。

問78

映画「エデンの東」で好演の女優ジュリー・ハリスの影響で、そのヘアスタイル「○○○テール（馬のしっぽ）」が人気に。

問79

子供たちに祭りで大人気のお菓子「○○○」が、街頭でも袋入りで発売され、手軽に楽しめるようになりました。

問80

昭和31年、洗濯洗剤の「○○○」や、食器洗いのライポンなど、家事用品の開発が続きます。

問 81

郊外にできる大規模な団地を、「○○○タウン」と呼ぶようになったのは昭和30年代前半です。

問 82

お米屋さんでは、昭和32年から果汁飲料の「○○○○○」を売っていました。

問 83

昭和33年、日清食品が初のインスタントラーメンを発売。この「○○○ラーメン」は爆発的に売れ始めました。

問 84

昭和34年の皇太子ご成婚のおり、ミッチーブームが起き、純白のドレスや長手袋、「○○バンド」などが憧れの的でした。

問 85

昭和35年、クレラップや「○○○ラップ」などの普及で、食品の保存方法が格段に進化しました。

問86

住まい用の液体洗剤「マイ○○○」が花王から昭和35年に発売され、台所などがいつもピカピカになります。

問87

昭和36年、コカコーラが、「○○○○○サイズ」のコーラを発売しました。

問88

昭和36年に登場したステンレス製の「クリナップの○○○」は、お手入れ簡単、清潔さが受け、人気商品に。

問89

現在の帝人と東レが、ポリエステル繊維の生産を始めました。様々な商品素材に用いられた「○○○○」です。

問90

ジュースの「○○」が見える自動販売機が登場し、昭和30年代、10円ジュースとして爆発的な人気になりました。

問 91

「○○○○牛乳」が最初に売り出されたのは関西ですが、その後、全国的に愛飲されるようになります。

問 92

昔は男の靴下も、靴下留めを使っていましたが、ソックスの口もとに「○○」が織り込まれ、それもなくなりました。

問 93

昭和30年代、粉末ジュースがよく飲まれましたが、「○○○○のジュースの素」が定番でした。

問 94

昭和30年代に、各家庭の食卓の横にあって、重宝していた保温の容器は「○○ビン」です。

問 95

この当時、コーラより「○○○○」オレンジやグレープのほうが、好きな飲み物だった人も多いでしょう。

問 96

デザイナー、「ピエール・○○○○」の影響で、洋服のデザインが立体裁断に変わっていきます。

問 97

昭和30年代、ストッキングが「○○○レス」になり、女性に大好評で受け入れられていきます。

問 98

昭和30年代、群馬・横川駅で駅弁の「峠の○○○」が評判になり、売上で日本一になりました。

問 99

昔ながらの湯たんぽの代わりに、布団のなかを温める道具としてヒットしたのは「電気○○○」です。

問 100

「お子様に○○部屋を、お年寄りに○○部屋を」という宣伝文句で大ヒットしたのが、大和ハウスのプレハブ住宅でした。

問 101

はごろもシーチキンは、手軽に料理に応用して使える「○○缶詰」として、主婦に大人気でした。

問 102

割りばしなどに円柱状に固まらせた「○○○キャンデー」は、自転車の荷台に乗せて売りに来ました。

問 103

人工甘味料入りのお菓子など当たり前の時代で、「○○○リン」などがたくさん入っていました。

問 104

石津謙介が若者のファッションスタイルを改革し、「○○○○ルック姿」の若者が爆発的に街中に広まります。

問 105

「○○○○○○」（高級既製服）が経済的に余裕の出てきた層に受け入れられ、徐々にオシャレの主流になります。

問106
昭和30年代の中頃から、嫌われ者の虫「○○○○」が急激に増殖。コンクリート造りの家と、暖房の普及に原因があります。

問107
昭和30年代頃までは、ご飯の上に「○○○」「あんこ」「でんぶ」などを乗せて食べたものです。

問108
昭和37年からコカコーラのCMのキャッチコピーは「○○○とさわやかコカコーラ」でした。

問109
子供たちに大人気のお菓子「○○○○チョコ」。色とりどりにコーティングされたチョコがきれいでした。

問110
昭和38年、粉末ミルク「○○○○」が発売され、「○○○○を入れないコーヒーなんて」というCMのコピーが流行語に。

問 111

海水浴の人気に拍車がかかったのは、「○○○○○」などできれいに日焼けした肌がカッコよかったのも一因です。

問 112

映画「ウェストサイド物語」の影響で、Gパンや「○○○○○シューズ」などが、若者に好まれました。

問 113

みんなが楽しみにしていた給食に、よく出たメニューは「○○○の竜田揚げ」でした。

問 114

王貞治選手のCMで、「リポビタン○」の人気が急上昇。「ファイトで行こう!!」と呼びかける王選手の姿が懐かしい。

問 115

日本人の国民食「○○○」にも、インスタントが登場しました。朝の忙しいときにも、お湯を注ぐだけでOKです。

問 116

昭和30年代、床を切り下げる「○○掘りごたつ」がありました。足が下ろせない電気ごたつに比べ、姿勢が楽でした。

問 117

朝食はご飯かパン、という概念を覆《くつがえ》す食品がお目見えしました。アメリカ的で栄養満点と言われた「○○○フレーク」です。

問 118

昭和39年、左党にはとてもうれしい商品が発売されました。「○○○○大関」です。どこにでも携帯した人が多いのでは。

問 119

昭和30年代、子供たちにとってご馳走を食べるところと言えば、「○○○○」のレストランでした。

問 120

レストランには、子供向けの定番メニュー「○○○ランチ」があり、競って注文したものです。

問 121

ビタミン剤や滋養強壮剤が相次いで商品化されました。三船敏郎がアリナミン、長嶋茂雄が「ビ○○○○」のＣＭに。

問 122

日本にミニスカートが上陸したのが昭和42年。モデルの「○○○○○」のスタイルに全女性が憧れました。

問 123

銭湯に初めて「コイン○○○○○」が登場したのは、40年代に入ってからです。一回１００円でした。

問 124

学校を休んだ児童には、給食のパンを「○○半紙」で包み、帰りに届けたものです。

問 125

台所のベストセラー商品「ママ○○○」が発売されて以降、柑橘《かんきつ》系の香りの台所用洗剤が人気を博しました。

問126

純喫茶が全国にできましたが、ここでの軽食ナンバーワンは、「スパゲッティ・○○○○○」でした。

問127

昭和42年、生ビールを瓶に詰めた「○生」を、サントリーが開発しました。日本で初めてです。

問128

チャールズ・ブロンソンのCMで、男性化粧品の「○○○○」が大ヒットしました。

問129

昭和40年代、缶飲料には「○○○用」器具が付いている時期がありました。まだプルトップ缶ではなかったのです。

問130

昭和43年、100円という画期的な化粧品「○○○化粧品」が大反響を呼び、生産が追いつかないほどに。

問 131

昭和44年、レトルト食品の金字塔「○○カレー」が大人気になります。以降、続々と同類商品が発売されました。

問 132

昭和40年代半ば、みかんの在庫がだぶつき、その消費を進めるよう開発されたのが、「○○○%オレンジジュース」です。

問 133

昭和45年、大阪万博に「○○○○○○・フライドチキン」が登場し、同年、名古屋に一号店ができました。

問 134

この年、ファミレスの「○○○○○○」が東京の郊外に第一号店を開店しました。ファミレス時代の始まりです。

問 135

おひつに移し替えたりして、手間がかかったご飯の保存法が、「電子○○○」の登場によって一変しました。

問 136

牛乳の容器が三角錐《すい》になっているのを、「○○○パック」と呼びました。

問 137

ミニスカート旋風が吹き荒れるなか、海水浴の海岸は、「○○○水着」の女性であふれていました。

問 138

昭和46年、ファーストフードの巨人、マクドナルドが上陸しました。オープン一号店は「○○店」です。

問 139

昭和46年に発売が始まり、歩行者天国で歩きながらこれを食べるとオシャレと言われたのは「○○○ヌードル」です。

問 140

紳士既製服の「○○○○」は、昭和46年からCMに俳優アラン・ドロンを起用し、大きな話題となりました。

問 141

「やまもと○○」、「○○一生」、「高田○○」など、日本の男性デザイナーが、海外のショーで大活躍しました。

問 142

ワインブームになり、その中心は女性でした。欧米料理のレストランも増え、「一億総○○○」の始まりです。

問 143

「住宅の日当たり、通風は快適で健康に必要な生活利益である」と、初めて「○○権」が認められたのが、昭和47年です。

問 144

昭和49年、第一号店がオープンしたセブンイレブンですが、そのキャッチフレーズは「セブンイレブン、いい○○」です。

問 145

昭和50年に山陽新幹線が全線開業後、博多名物の「○○○○○」が、大阪や東京などの大都会でも食通のファンを獲得します。

問 146

昭和年50代頃から大人気となったジーパンですが、「○○のジーパン姿は是か非か」という論争も起こりました。

問 147

台所で、隠れて大量の酒を飲む「○○○○ドリンカー」が社会問題になりました。多くは夫への不満からでした。

問 148

正規の診療行為として認められていなかった「美容整形」が「美容○○」として認められたのは昭和53年です。

問 149

男が料理を作ることが、「○○」としてではなく趣味的、文化的な活動ととらえられ、ブームにもなりました。

問 150

昭和54年、日本の劣悪な住宅環境がヨーロッパなどから「○○○小屋」と指摘され、流行語にもなりました。

問 151

昭和54年、日本政府が音頭取りとなり「○○○・ルック」が登場します。「ノーネクタイ、ノー上着」が基本スタイルでした。

問 152

昭和50年代、ジュースの材料にグァバやマンゴーなどのフルーツを使った「○○○○○・ドリンク」が人気になりました。

問 153

外食やインスタント食品などで肥満児が増え、カルシウムやビタミンが不足し、「○○時代の栄養失調」と警告されました。

問 154

大学生が就職活動をする際に着るスーツ姿を「○○○○○・ルック」と呼び始めたのは昭和56年頃です。

問 155

この当時、上から下まで黒色の服で固めた若者が登場します。街を騒がす黒い鳥になぞって「○○○族」と呼ばれました。

問156

昭和58年、食品コーナーで人気になったのは「○乳」です。植物性タンパク質が豊富なので、健康によいと女性にもてました。

問157

昭和50年代後半から、居酒屋などで空前の「○○ブーム」に。水やお湯はもちろん、いろいろなもので割って飲んでいました。

問158

昭和61年、濡れティッシュタイプの「○○除菌クリーナー」が発売され、除菌グッズブームが起こりました。

問159

きれい好きが多くなり、女子高生の間で「朝○○○」が流行します。朝の忙しいときに洗面所をひとり占めしました。

問160

昭和の歌謡界を代表する歌手・美空ひばり。彼女のラストアルバムは平成元年に発売された「○○○○のように」です。

●第1章　衣・食・住編【正解】

1■文化
2■みつ
3■インド
4■ファッション
5■カン
6■ウイスキー
7■エビオス
8■バスクリン
9■欠食
10■チューイン
11■トンカツ
12■パッパ

13■もつ
14■マイト
15■つるべ
16■コロッケ
17■木村
18■カーキ
19■クレンザー
20■へちま
21■ビスケット
22■キャラメル
23■アストリン
24■白米

25■汁　菜
26■ホット
27■ナイロン
28■日の丸
29■炭
30■卒塔婆(そとうば)
31■女性
32■ビー玉
33■理髪
34■七つ
35■氷
36■ガラス
37■代用
38■一升

39■ずきん
40■疎開
41■バラック
42■プレハブ
43■口紅
44■旧円　新円
45■メチル
46■コッペ
47■扇風
48■ヤミ
49■ロウソク
50■パーマ
51■ガム
52■鉄筋

53 ■ソース
54 ■ちゃぶ
55 ■ドブロク
56 ■バラ
57 ■国民
58 ■ミルク
59 ■アーム
60 ■腕
61 ■ダイニング
62 ■バヤリース
63 ■養老
64 ■ペコ
65 ■炭火
66 ■下着

67 ■冷蔵庫
68 ■サブリナ
69 ■ソフト
70 ■缶
71 ■洋式
72 ■プロパン
73 ■ファンシー
74 ■バナナ
75 ■慎太郎
76 ■卵
77 ■炊飯
78 ■ポニー
79 ■綿あめ
80 ■トップ

81 ■ニュー
82 ■プラッシー
83 ■チキン
84 ■ヘア
85 ■サラン
86 ■ペット
87 ■レギュラー
88 ■流し台
89 ■テトロン
90 ■噴水
91 ■コーヒー
92 ■ゴム
93 ■わたなべ
94 ■魔法

95 ■ファンタ
96 ■カルダン
97 ■シーム
98 ■釜めし
99 ■あんか
100 ■勉強　隠居
101 ■素材
102 ■アイス
103 ■サッカ
104 ■アイビー
105 ■プレタポルテ
106 ■ゴキブリ
107 ■きなこ
108 ■スカッ

109■マーブル
110■クリープ
111■サンオイル
112■バスケット
113■クジラ
114■D
115■味噌汁
116■練炭
117■コーン
118■ワンカップ
119■デパート
120■お子様
121■オタミン
122■ツイッギー

123■ランドリー
124■ワラ
125■レモン
126■ナポリタン
127■純
128■マンダム
129■穴あけ
130■ちふれ
131■ボン
132■100
133■ケンタッキー
134■すかいらーく
135■ジャー
136■テトラ

137■ビキニ
138■銀座
139■カップ
140■ダーバン
141■寛斎　三宅　賢三
142■グルメ
143■日照
144■気分
145■めんたいこ
146■女性
147■キッチン
148■外科
149■家事
150■うさぎ

151■省エネ
152■トロピカル
153■過食
154■リクルート
155■カラス
156■豆(とう)
157■焼酎
158■便座
159■シャン
160■川の流れ

第2章

夢中になった日々を
覚えていますか?

▶文化・遊び 編◀

全160問

◎ 自己採点しましょう ◎

〔130問正解〕 ★★★ 大変よくできました
〔100問正解〕 ★★☆ よくできました
〔70問正解〕 ★☆☆ もう少し頑張りましょう

問1

岩波書店が「岩波○○」を創刊したのは、昭和2年のことです。皆さんは何冊持っていますか?

問2

左右バラバラに飾っていたひな人形の内裏《だいり》びなですが、天皇の御即位大典の影響で男が「○」、女が「○」に統一されました。

問3

詩人サトウハチローの父・佐藤紅緑の小説「ああ玉杯に花うけて」ですが、題名は旧制第一高等学校の「○○」から取りました。

問4

昭和2年頃から、男の子の間で「○○○○○ごっこ」が大はやり。「鞍馬天狗」などの映画がブームになったからです。

問5

大日本雄弁会(現・講談社)が発行した「少年○○○」が、50万部を超える雑誌に。その後もどんどん部数を伸ばします。

問 6

昭和4年、三省堂が「新○○○○○英和辞典」を発刊します。どなたでもお世話になった辞書ではないでしょうか。

問 7

サルがシンバルを打ち鳴らす「○○○○のジャンガ打ち」が大受けしました。この玩具《おもちゃ》は今でも売っています。

問 8

昭和5年、西洋美術や近代美術を展示する美術館としては日本初の「○○美術館」が岡山・倉敷市に開館しました。

問 9

昭和6年、アメリカ映画の「モロッコ」が公開されますが、日本初の「○○○○映画」でした。

問 10

東京・新宿に軽演劇を上演する新劇場「○○○○・ルージュ」が開館し、新宿の芸能文化に欠かせない存在になりました。

問11

昭和7年、映画やラジオ、出版社などがいっせいに上海事変の英雄「○○三勇士」を取り上げ、一大ブームに。

問12

昭和初期、失業している音楽家（失業楽士）を寄せ集め、商店の宣伝などを引き受ける「○○○○屋」が登場します。

問13

軍需用のゴム工場が増えるにつれ、子供たちの遊びにも反映され、「ゴム○○跳び」が女の子に大人気でした。

問14

昭和7年から、大みそかの「○○の鐘」の中継が、NHKで行なわれるようになりました。

問15

現在のしゃべくり漫才を完成させて、上方のお笑いに大いなる貢献をしたのは、「○○○○」とアチャコです。

問16
尾崎士郎の自伝的大河小説「○○劇場」が、都新聞で昭和8年から連載開始され、大きな反響を呼びました。

問17
昭和8年、島田啓三の漫画「○○ダン吉」が、少年倶楽部で連載スタートし、大人気になりました。

問18
この当時、独身女性が希望する理想の夫の職業はお金を扱う「○○員」でした。現在とあまり変わりませんね。

問19
盆踊りの定番「○○音頭」が大流行し、あちこちの広場で踊られました。今はプロ野球のヤクルト球団の応援歌として有名。

問20
昭和8年、アメリカ生まれの玩具「○○○○」が大人気に。買えない子供のために、風船に水を入れた代用品も売られました。

問 21

昭和10年、文藝春秋社が、純文学の芥川賞、「○○文学」の直木賞を制定しました。

問 22

シャム（現・タイ）から上野動物園にメスのインドゾウが贈られました。「○○」と命名されました。

問 23

昭和の初め頃には勉強のとき、子供たちはノートの代わりに、石盤と「○○」を使いました。

問 24

怪奇小説家・江戸川乱歩の「怪人○○○○」が大人気になり、シリーズが昭和11年から次々と発売されました。

問 25

赤ちゃんをモチーフにした「○○○○○人形」がブームになり、童謡などの歌も作られました。

問26
昭和11年頃から「挙国○○」や「銃後を護れ」などの標語が、映画の冒頭に映され始め、戦争の足跡が忍び寄ります。

問27
昭和12年、NHKがラジオで「○○唱歌」の放送を始めます。第一回に流れたのは軍歌の「海ゆかば」でした。

問28
結婚式でも伝統的な「高砂」の代わりに、国民歌謡「○○行進曲」が歌われました。

問29
昭和13年、恐竜と同時期に絶滅したと言われていた生ける化石「○○○○○」が南アフリカで捕獲され、世界を驚かせます。

問30
NHKラジオで吉川英治の「宮本武蔵」の放送が始まります。朗読は様々なジャンルで活躍した「○○夢声」でした。

問31
映画製作にも規制がかかり、撮影前に内務省に台本を提出させる「○○」なども行なわれました。

問32
昭和15年「○○禁止令」が施行され、高級品はおろか、日常的な生活用品や文房具まで規制され、庶民は失望しました。

問33
「○○○ホール」が次々と閉鎖されます。踊り子は事務員や店員に転職せざるを得ませんでした。

問34
軍靴の足音が国中に響くようになります。子供たちは「○○ごっこ」で軍歌を歌いながら町や村を歩き回ります。

問35
この頃、文部省の用語統一により、「ラ○オ」はラジオ、「ス○○ーター」はセーターと言うようになりました。

問36
太平洋戦争勃発《ぼっぱつ》により、「○○○○○」の映画会社・日本支社は閉鎖されます。もちろん映画の上映も禁止されました。

問37
戦時下、NHKで英語などの「○○講座」の放送が中止されました。戦争関係の番組が増えていきます。

問38
「○○翼賛会」が「海ゆかば」を、国歌「君が代」に次ぐ、第二の国歌に指定します。

問39
禁止されていた修学旅行がポツポツと復活しましたが、「○○神宮」参拝旅行が主だったようです。

問40
昭和18年、ジャズなどが「○○音楽」とされ、楽しいはずの演奏やレコードなどが禁止されます。

問41

紙も物資不足となり、「○○屋」が注目を浴びます。古本屋も兼ねていました。

問42

空襲に備え、上野動物園でクマやライオン、トラなどの「○○」が薬殺処分され、供養式も行なわれました。

問43

昭和19年、情報局は出版社の「○○○○社」や改造社に対して、思想の偏りを理由に自主的廃業を通達します。

問44

そんな時局のなか、生活に潤いを持たせようと、ラジオ番組に「○○」や音楽の時間が増えました。一服の安らぎです。

問45

終戦直後、さっそく「○○会話手帳」が発行され、大ベストセラーに。敗戦に負けない庶民のたくましさを感じます。

問46

ラジオ放送も、娯楽番組一色に。そして、「○○○」や軽音楽などの歌が街中に流れます。

問47

終戦の年、東京・両国国技館で大相撲が復活し、実況中継もあり、戦後初の「○○○○中継」となりました。

問48

同年、雑誌「○○」が創刊されます。最初は文芸誌でしたが、のちに芸能誌に変更。若者に圧倒的支持を受けました。

問49

子供の遊びで、ぬり絵や折り紙、目隠しする「○○○」などが人気に。戦後の安らいだ雰囲気が伝わる遊びです。

問50

戦前に大はやりだった「○○○」も復活します。絵を見ながら食べるお菓子は、せんべいやイモ飴でした。

問51

終戦の翌年、漫画「サザエさん」の新聞連載が始まり、大好評になりました。作者は「○○○○○」です。

問52

昭和22年、新宿の帝都座でストリップショーの元祖、「○○ショー」がお目見えしました。

問53

昭和23年、文部省は成績評価、つまり通信簿を、「○段階」で評価することを採用します。

問54

昭和23年、日本勧業銀行が「○くじ」を発売します。当時は野球くじ、三角くじ、相撲くじなどがありました。

問55

エロ・グロな映画を規制しようと、映画倫理規定管理委員会、通称「○○」が昭和24年に設立されます。

問56
同年、漫画「○○○○姫」が少女雑誌で連載されました。何度も映画化され、雪村いずみや鰐淵晴子が主役を演じました。

問57
敗戦後の復興が進むなか、昭和24年「○○ホール」も営業を復活。喉の渇いた国民にとっては待ちに待った復活です。

問58
昭和25年、東京通信工業（現・ソニー）が、日本初の「○○○レコーダー」を開発しました。

問59
飼い犬としてスピッツが大人気になります。しかし、それも徐々に衰え、次の人気は「マ○○○○」に移ります。

問60
昭和25年、カメラ「○○○フレックス」が発売され、爆発的に売れます。２眼レフブームが全国に起こりました。

問 61

国宝の法隆寺金堂の「○○」が、漏電出火により焼失。世界的な文化遺産の事故をきっかけに文化財保護法が制定されます。

問 62

文化財保護法の公布後、国宝の第一号として昭和26年、京都・広隆寺の「○○菩薩」が認定されました。

問 63

同年、児童文学作家・石井桃子の「○○ちゃん雲に乗る」が刊行されます。後年、映画にもなり大好評でした。

問 64

教育雑誌「1年の学習」「2年の学習」が学研から、「小学五年生」「小学六年生」が「○○館」から発売されます。

問 65

ＮＨＫ「のど自慢素人演芸会」でシベリア帰りの復員兵が唄った「○○の丘」が大評判になり、曲も大ヒットしました。

問66

昭和30年、「○○社」が集団テスト「大学入試模擬試験」を実施し、受験生に大きな影響を与えるようになります。

問67

昭和30年代頃から団体旅行が盛んになります。行き先は戦災を受けなかった京都や「○○」が人気でした。

問68

月光仮面などのヒーローや川上哲治などのスポーツ選手が厚紙に描かれ、それを奪い合う遊びは「○○○」です。

問69

上野動物園で開かれた運動会で、象のインディラ嬢も出場しました。種目は「○引き」です。

問70

冬のレジャーの定番「○○○」をする人も増えてゆきます。白銀にこぞって出かけました。

問71

音楽会社のコロムビアが「○○レコード」を発売します。初めは洋楽など長時間録音のレコードが多かったようです。

問72

昭和24年、専売公社が発足し、庶民の愛煙家に支持されたたばこは「しんせい」や「○○○」でした。

問73

たばこのポスターのキャッチコピーです。現在の禁煙社会とはだいぶかけ離れています。「今日も○○だ　たばこがうまい！」

問74

子供に大人気の「鉄腕アトム」でしたが、昭和26年の連載当初は「アトム○○」という題名でした。

問75

子供向けの雑誌では、競って付録に「○○」を付け、売上を伸ばそうとしました。

問76

昭和27年、鉛筆が5円～10円の時代、「○○○鉛筆」は30円もする高級鉛筆・ホモを売り出します。

問77

内田洋行と寺西化学工業が、昭和28年、超ロングセラーとなっている文具「○○○○インキ」を開発しました。

問78

同年、森永製菓は、東京・銀座に「○○儀型」のネオンサインを設置しました。東京名所の一つとなります。

問79

昭和28年、NHKはテレビ放送を開始。「○○テレビ」には多くの群衆が集まり、黒山の人だかりになります。

問80

テレビコマーシャルの第一号は、昭和28年、「精工舎の時計が○○をお知らせします」と言うものでした。

問81

小学生のときに受けた「○○テスト」ですが、昭和28年にアメリカから導入されたものです。全国に広まりました。

問82

母から娘へと受け継がれた女の子の遊び「○○○」は、昭和30年頃から次第に忘れ去られていきます。

問83

昭和30年代、身近なレジャーの王様「○○○○店」が急増。店頭には開店祝いの花環がたくさん飾られました。

問84

小学校の運動会では、皆、作業労働用の履物の形状をした白い「運動○○」を履き、走っていました。

問85

「○○○飲み人形」が発売され、百貨店には長蛇の列ができたそうです。ベビー服やおしめなどとセットで販売されました。

問86
悪書追放の機運が高まり「○ない、○わない、作らない」の「3ない運動」が昭和30年に起こりました。

問87
高額な玩具ですが、無線で操縦する「○○○○」が裕福な家庭の子供たちの間で人気になります。

問88
子供が歩き始める頃、親が買い与えたのが歩行練習用の手押し車「○○○○」でした。

問89
この当時、風船を細長い風船で巻きつけたりする、通称「○○風船」が、水商売の人の間で大受けしました。

問90
新聞社でなく出版社から発行された初の週刊誌は、昭和31年創刊の「週刊○○」です。

問91
昭和31年、「○○の友」などの婦人向け雑誌の大型化が始まりました。

問92
子供向け雑誌・少年に連載された、横山光輝の「鉄人○○号」が大人気となります。

問93
昭和30年代まで、大阪のシンボルと言えば「○○○」でした。様々な映画やドラマ、歌謡曲などに登場します。

問94
マンガ「赤胴鈴之助」の人気が高まり、子供たちの間で「○ザヤの刀」が流行しました。

問95
松本清張の「○と○」の連載が昭和32年に始まり、後に推理小説ブームが起こります。

問96

棋士の「○○幸三」が棋界初の三冠王(名人・九段・王将)になります。その独創的な指し手で、ファンを沸かせました。

問97

日本テレビが「○○○○110番」の放送を昭和32年に開始します。刑事ドラマの元祖でした。

問98

昭和32年、三菱鉛筆の鉛筆削り機「○○○○ナー」が評判を呼び、ナイフで鉛筆を削る子供が少なくなりました。

問99

NHKは大相撲のテレビ中継で、今では定番になった「○○○○○○でもう一度」を始めました。

問100

ソ連が人工衛星「スプートニク2号」を打ち上げました。それには「○」を乗せていました。

問101 昭和34年、漫画も週刊誌になり「少年マガジン」（講談社）や「少年○○○○」（小学館）などが次々と創刊されました。

問102 兵庫・甲子園パークで、ヒョウの父親とライオンの母親から生まれた混血「○○○○」が誕生し、大きな話題となりました。

問103 白黒テレビが一般家庭に普及したのは、昭和35年、「皇太子○○○○」の中継が原動力でした。

問104 昭和36年、アパレルメーカー・レナウンのCMソング「○○サカ娘」が大ヒット。同社のテーマソングになります。

問105 昭和30年代、運動会と言えば、赤白の帽子、ハチマキと女子の「ちょうちん○○○○」でした。

問106

昭和37年、講談社より「少年少女世界○○全集」全50巻が刊行されます。読書好きの子供を喜ばせました。

問107

大衆車・スバル360が多くの人に支持されましたが、これは別名「○○○虫」と呼ばれました。

問108

それまでのバンソウコウに代わり、ジョンソン&ジョンソン社の「○○○○○」が急速に普及していきます。

問109

昭和30年代半ば、プラスチック製の造花「○○○フラワー」が輸入され、爆発的なブームになりました。

問110

昭和37年、「○○○○」が棋界初の五冠王（名人・十段・王将・王位・棋聖）に輝きます。以降、棋界の頂点に君臨しました。

問111

トランジスタラジオに押され、昭和30年代頃から消えていったのは「○○○ラジオ」です。

問112

ララミー牧場やローハイドなど、テレビの西部劇の影響で、「○○ガン・ブーム」が起こりました。

問113

赤塚不二夫のギャグ漫画・おそ松くんに登場するイヤミが、手足を曲げて驚く「○○○」は国民的な流行語となりました。

問114

昭和37年、堀江謙一は、93日間かけて、小型のヨット「○○○○○号」で、日本人初の太平洋単独横断に成功しました。

問115

ライオン油脂から男性整髪料の「○○○○○」、資生堂からMG5が発売され、男性化粧品の競争が華やかになります。

問116

ゼロ戦や戦艦大和、鉄人28号などのミニチュアを作る「○○○○○」がブームになり、子供たちは熱中しました。

問117

昭和30年代まで活躍した貨物自動車「オート○○」ですが、方向指示器が飛び出すものもありました。

問118

昭和30年代、テレビのアニメが続々と放映され、鉄腕アトムや鉄人28号、「○○○○○」などが人気でした。

問119

昭和38年発売の大日本文具（現・ぺんてる）の「○○○ペン」が大評判になり、皆が持つようになります。

問120

ベンジンを利用する「○○○○カイロ」は熱量も強く、クリーンな発熱なので、現在でも多く使われています。

問121 東京オリンピックに向け、木製のごみ箱に放り込まれていたごみを、「○○容器」に入れる収集が始まりました。

問122 歯磨き・デンターライオンのCMで「○○○をかじると血が出ませんか」というキャッチコピーが大いに受けました。

問123 カラーテレビが一般家庭に普及したのは、昭和39年、「東京○○○○○○」の開催が原動力でした。

問124 昭和39年、東大の卒業式で大河内総長が「太った豚になるより、やせた○○○○○になれ」と述べ、話題になりました。

問125 日本人の海外旅行が自由化されました。渡航先の人気トップはやはり「○○○」です。

問126
昭和39年、週刊誌「○○パンチ」が創刊され、若者文化をリードします。

問127
白土三平の「○○○伝」が前衛漫画雑誌・ガロに連載され、反響を呼びます。とくに学生運動の世代に受け入れられます。

問128
昭和40年に「少女○○○○」が創刊、少女雑誌も週刊化され、「マーガレット」など女の子に引っ張りだこでした。

問129
昭和40年になると、日本航空から「○○○パック」が発売されました。パックツアーの始まりです。

問130
電話にも使い、地域の周知放送にも活躍した「○○」ですが、昭和40年代にピークを迎え、後に衰退していきました。

問131

水木しげるが少年マガジンで連載した「ゲゲゲの鬼太郎」ですが、初めは「○○の鬼太郎」という題名でした。

問132

昭和40年前後、「○○○機」から広告・宣伝用のビラをまいていたときがありました。

問133

昭和41年、ビートルズが来日します。熱狂的なファンで「○○○」は超満員になりました。

問134

いつの時代にも、女の子に人気の着せ替え人形ですが、昭和42年には「○○ちゃん人形」がトップの売上になります。

問135

沖縄で未知のヤマネコの骨と毛皮が発見され、島の名前を取って「○○○○○ヤマネコ」と命名されました。

問136

昭和42年頃から東京の中学・高校生の間で「○○○○遊び」がはやりだし、全国に広がります。大きな社会問題となりました。

問137

昭和40年代頃までパチンコ台は、玉を一つひとつ親指で弾《はじ》く「○動式」でした。この感触が懐かしい人も多いでしょう。

問138

カセットテープレコーダーが普及する前は、「○○○リール」形式の録音機がありました。

問139

昭和40年代まで、旅行のお土産と言えば、名所・旧跡などが描かれた三角形の旗「観光○○○○」でした。

問140

マンガ雑誌・少年マガジンにボクシングをテーマにした「○○○のジョー」が連載されました。後に大ブームを呼びます。

問141
昭和44年、ベストセラーとなった小説「赤頭巾ちゃん気をつけて」で直木賞作家になったのは「○○○」です。

問142
お笑いグループ・ドリフターズの「○時だよ!全員集合」が大人気に。子供たちはテレビの前でかぶりつきとなりました。

問143
銀座や新宿などの大通りで、日曜日に「○○天国」が実施されたのは、昭和45年頃です。

問144
この当時、雑誌アンアンとノンノが若い女性に爆発的に支持され、雑誌片手に旅する「○○○○族」が誕生しました。

問145
昭和47年、奈良県明日香村の「○○○古墳」で、極彩色の壁画が発見されました。

問146

イスラエル生まれの「○○・ゲラー」が来日。スプーン曲げやテレビから念力を送るなどの超能力で話題をさらいました。

問147

池田理代子の「ベルサイユのばら」に続き、「○○望都」や竹宮恵子、大島弓子などの少女マンガが大人気になりました。

問148

昭和50年頃、昔から目撃者が多数という「○○○○」が全国的に話題に。捕獲者に懸賞金を出す企業も現れました。

問149

昭和51年、作家・村上龍のデビュー作であり代表作の「○○○○透明に近いブルー」が刊行されました。

問150

昭和53年頃、どこの喫茶店にもあったのが、若者たちを熱中させた「○○○○○○・ゲーム機」でした。

問151

昭和54年、「長嶋巨人は日本一になれない」と予言し、的中させた占い「○○殺」が大ブームになりました。

問152

昭和56年頃、大受けしたキャラクターですが、学ランや暴走族風の身なりをした猫は「○○ネコ」でした。

問153

任天堂が発売した「○○○○○コンピューター」が大人気になります。子供もゲームに夢中になりました。

問154

小指を立て「私はコレで会社をやめました」のCMが話題になった「禁煙○○○」が発売されました。昭和59年でした。

問155

昭和50年代、カメラのフィルムをプリントする「○○○店」が急増します。「超特急仕上げ」を売りにする店も出ました。

問156
昭和60年、宇宙開発事業団は、日本初の宇宙飛行士を決定しました。土井隆雄、内藤千秋、「○○衛」の三氏です。

問157
昭和61年、東京の大井競馬場で、わが国初の「○○○○競馬」が開催されました。仕事を終えたサラリーマンに好評でした。

問158
「サラダ記念日」が歌集としては異例の大ベストセラーとなって社会現象を引き起こします。著者は「○○○」です。

問159
昭和の終わり頃に、今のパソコンのことを「○○コン」と呼んだ時期もありました。

問160
昭和天皇が崩御され、元号が平成に変わりますが、昭和64年は「○○間」です。

●第2章　文化・遊び編【正解】

1■文庫
2■左　右
3■寮歌
4■チャンバラ
5■倶楽部
6■コンサイス
7■モンキー
8■大原
9■トーキー
10■ムーラン
11■肉弾
12■チンドン

13■ナワ
14■除夜
15■エンタツ
16■人生
17■冒険
18■銀行
19■東京
20■ヨーヨー
21■大衆
22■花子
23■石筆
24■二十面相

25■キューピー
26■一致
27■国民
28■愛国
29■シーラカンス
30■徳川
31■検閲
32■贅沢
33■ダンス
34■兵隊
35■チ　ウェ
36■アメリカ
37■語学
38■大政

39■伊勢
40■敵性
41■貸本
42■猛獣
43■中央公論
44■演芸
45■日米
46■歌謡曲
47■スポーツ
48■平凡
49■福笑い
50■紙芝居
51■長谷川町子
52■額縁

53 ■ 5
54 ■ 宝
55 ■ 映倫
56 ■ あんみつ
57 ■ ビア
58 ■ テープ
59 ■ ルチーズ
60 ■ リコー
61 ■ 壁画
62 ■ 弥勒（みろく）
63 ■ ノン
64 ■ 小学
65 ■ 異国
66 ■ 旺文

---

67 ■ 奈良
68 ■ メンコ
69 ■ 綱
70 ■ スキー
71 ■ LP
72 ■ いこい
73 ■ 元気
74 ■ 大使
75 ■ 玩具（おもちゃ）
76 ■ トンボ
77 ■ マジック
78 ■ 地球
79 ■ 街頭
80 ■ 正午

---

81 ■ 知能
82 ■ お手玉
83 ■ パチンコ
84 ■ 足袋
85 ■ ミルク
86 ■ 見　買
87 ■ ラジコン
88 ■ カタカタ
89 ■ タコ
90 ■ 新潮
91 ■ 主婦
92 ■ 28
93 ■ 通天閣
94 ■ 赤

---

95 ■ 点　線
96 ■ 升田
97 ■ ダイヤル
98 ■ シャープ
99 ■ スローモーション
100 ■ 犬
101 ■ サンデー
102 ■ レオポン
103 ■ 御成婚
104 ■ ワン
105 ■ ブルマー
106 ■ 文学
107 ■ てんとう
108 ■ バンドエイド

109■ホンコン
110■大山康晴
111■真空管
112■モデル
113■シェー
114■マーメイド
115■バイタリス
116■プラモデル
117■三輪
118■エイトマン
119■サイン
120■ハクキン
121■ポリ
122■リンゴ

123■オリンピック
124■ソクラテス
125■ハワイ
126■平凡
127■カムイ
128■フレンド
129■ジャル
130■有線
131■墓場
132■セスナ
133■武道館
134■リカ
135■イリオモテ
136■シンナー

137■手
138■オープン
139■ペナント
140■あした
141■庄司薫
142■8
143■歩行者
144■アンノン
145■高松塚
146■ユリ
147■萩尾
148■ツチノコ
149■限りなく
150■インベーダー

151■天中
152■なめ
153■ファミリー
154■パイポ
155■DPE
156■毛利
157■ナイター
158■俵万智
159■マイ
160■7日

第3章

激動の時代、記憶に刻まれていますか?

▶国情・社会全般 編◀
全160問

◎ 自己採点しましょう ◎

〔130問正解〕 ★★★ 大変よくできました
〔100問正解〕 ★★☆ よくできました
〔70問正解〕 ★☆☆ もう少し頑張りましょう

問1

大正天皇が12月25日に崩御《ほうぎょ》、昭和と改元されます。昭和元年は、たったの「○○間」でした。

問2

昭和2年、作家「○○○○○」が服毒自殺をしました。「ただぼんやりとした不安」という言葉を遺します。

問3

東京の浅草と上野の間に、昭和2年に日本初の「○○○」ができました。7年後には新橋まで延長されます。

問4

映画・椿姫の撮影中、「○○嘉子」が相手役の男優と駆け落ちしました。彼女は後に、演出家とソ連への逃避行も決行します。

問5

昭和の初期は、東京市の人口より「○○市」の人口のほうが多かったのでした。「大○○時代」と呼ばれていました。

問6
昭和4年、アメリカのニューヨーク市場の株価が大暴落します。暗黒の木曜日と知られ、「世界○○」が始まりました。

問7
航空会社が昭和6年、初めて「○○○○○○○」を採用します。当時は彼女たちを「エアガール」と呼んだそうです。

問8
慶大生と資産家の娘の心中事件が「○○に結ぶ恋」の見出しで連日新聞報道され、後に同タイトルで映画化されヒットします。

問9
東京・銀座に服部時計店のビルが昭和7年に完成します。屋上の「○○塔」が銀座名物となります。

問10
昭和初期、農村の立ち直りをめざす精神主義が強調されたため、本を手にマキを背負う「○○○○○」の像が人気になりました。

問11
共産思想の要注意人物としてマークされていた作家・小林多喜二が、昭和8年「○○警察」に虐殺されました。

問12
昭和9年、関西を中心に死者・行方不明者3000人を超す大被害を出した「○○台風」が上陸しました。

問13
冷害で深刻な凶作となった東北や北海道で、極貧にあえぐ農家の子女の「○○り」が行なわれ、社会問題になりました。

問14
無実を訴え続けた無期懲役囚の吉田石松が、23年ぶりに解放され、再審が開始されます。「昭和の○○王」と呼ばれました。

問15
昭和初期の頃、行商や工事現場の人が肩にかついでいたのは、「○○棒」です。

問16

昭和11年の二・二六事件前に、日本社会は不穏な空気に包まれ、様々な「○○」が流れました。

問17

二・二六事件をきっかけに、「○○省」は特高警察や治安警察の強化に乗り出します。

問18

同年、東京で仲居の女性が愛人の男性を殺害し、局部を切り取った猟奇的な出来事がありました。「○○○事件」です。

問19

警視庁に初めて車体を白く塗った白バイが登場します。それまでは「○バイ」でした。

問20

わが国初の海底トンネル、「○○トンネル」の工事が始まります。完成は昭和17年、6年間に及ぶ大工事でした。

問21
当時、航続力・最大速度・空戦機能のどれをとっても世界最高の戦闘機だった「○○」が誕生。設計者は堀越二郎です。

問22
陸軍省は子供の数によって給料を増やす「○○ボーナス」を支給すると決定。厚生省も子供の多い家庭を表彰しました。

問23
昭和15年、「○○2600年祝賀式典」が盛大に挙行されました。国民も提灯行列や旗行列などで祝いました。

問24
サラリーマンの給料の源泉徴収制度が昭和15年に始まります。「○○予算」を捻出するための制度でした。

問25
ますます戦時色が色濃くなる中、暖房電熱器、家庭用冷蔵庫などの「○○器具」の使用が禁止に。マッチも配給になります。

問26
昭和15年、国民の画一化と戦争体制への総力結集のため全政党が解散し、「○○翼賛会」が結成されました。

問27
ガソリンや軽油などの液体燃料節約のため、「○○自動車」が増え始めます。「代用燃料車」とも呼ばれました。

問28
昭和16年12月8日、日本は真珠湾攻撃で、太平洋戦争に突入します。同16日、世界最大の「○○○○」が就役します。

問29
満15~19歳の若者で編成された「満蒙開拓○○○義勇軍」が昭和17年に満洲へ渡ります。現地での開墾と防備が目標でした。

問30
プラスチックが普及する昭和30年代まで、当時の文房具や玩具《おもちゃ》などの素材には「○○○○○」が使われていました。

問31 昭和17年頃から、女学校や女子工員の間で、武道の「○○○○」の訓練が盛んに行なわれるようになります。

問32 同じく、サイダーを噴出水、アナウンサーを放送員、ヴァイオリンを提琴など、生活の中の「○○横文字」を排除します。

問33 前年（昭和16年）に出された金属回収命令が進み、一般家庭の金物はもちろん、寺院の仏具や「釣○」までも供出させられます。

問34 母子の「○○率」を改善するため昭和17年に妊産婦手帳（現在の母子健康手帳）が配布されます。世界で初のことでした。

問35 昭和17年頃から、大日本婦人会が「○やり」などの国防訓練を、全国各地で実施します。

問36
兵力の総動員に迫られた東条内閣は昭和18年、大学生たちの徴兵延期制度を撤廃し、「○○出陣」させて戦地に向かわせます。

問37
昭和18年から20年にかけ北海道・壮瞥《そうべつ》町付近で大規模な連続噴火が起こり新山が誕生しました。これが「○○新山」です。

問38
学校を「○○化」するように通達が出ます。女学校では体育館などを使い、ミシン作業やゴム張り作業を行ないました。

問39
縁故疎開のほかに、国民学校初等科児童の「○○疎開」(学校疎開)が始まります。

問40
商店などに戦争末まであった徒弟制度です。入店したばかりの年少の者を関東では「小僧」、関西では「○○」と呼びました。

問41

明治に発令され、昭和20年の敗戦で廃止されましたが、国民の教育方針を示した文書を「教育○○」と呼びました。

問42

GHQ（連合国軍最高司令官総司令部）が財閥解体を進めます。主なターゲットは「○○」、三菱、住友、安田などです。

問43

敗戦直後、市川房枝らが「○○参政権獲得」の政治運動を起こします。

問44

昭和21年、東京の須田町から小川町間に電気部品を売る露店が立ち並びます。「秋葉原○○街」の始まりです。

問45

文部省通達により、昭和21年から国民学校で「○○○字」教育を行なうようになりました。

問46
厚生省は人口抑制のため、戦前の方針とは正反対の「○○な増やすな」という運動を展開します。

問47
戦後、シラミ退治のため、頭から「○○○」を散布され、まっ白になりました。

問48
戦後すぐに発売されたスクーターですが、その代表的なものは「シルバーピジョン」や「ラ○○○」でした。

問49
昭和22年、GHQが指令した「○○改革」により、小作地の解放が行なわれ、実際に耕作していた小作人に売り渡されました。

問50
当時、「空いているのは○と米びつ。空いていないのは乗り物と住宅」という嘆き節がはやりました。

問51

昭和22年、教育制度が6・3制になりました。同時に国民学校が廃止され、「○○○」が復活します。

問52

昭和22年、八高線の高麗川付近で、超満員の「○○○列車」が転覆し、200人近い死者を出す大惨事となりました。

問53

乗車率300%とあまりの混雑のため、中央線や京浜東北線に「○○子供専用車」が昭和22年に登場しました。

問54

昭和22年、東京地裁の判事が「○○米」を食べることを拒絶し、配給米だけの生活を続け、ついに餓死します。

問55

人が集まる駅や野球場周辺で「○○（タバコの吸い殻）拾い」が増えます。それを集めて巻きなおし、売ったりしました。

問56

トヨタ自動車は、新しく発売する小型車の名称を「トヨ○○○」としました。広く大衆に受け入れられます。

問57

昭和23年、「○売ります」というプラカードを背負った青年が登場します。値は5万円。父親の治療費のためでした。

問58

東京・椎名町の銀行で「○○事件」が起こります。行員を青酸カリで毒殺したとし、画家が逮捕され、後に死刑が確定します。

問59

人気作家の太宰治が、三鷹の「○○上水」で、愛人の女性と入水心中をしました。自宅に原稿「グッド・バイ」が残されます。

問60

本田宗一郎が本田技研を創設。自転車に発電用小型エンジンをつけた軽い音のする「○○○○オートバイ」が大評判に。

問61

昭和24年、無人列車が中央線「○○駅」構内で暴走し、脱線転覆する事故が起き、大惨事事件となりました。

問62

1ドル＝「○○○円」の固定為替レートが昭和24年に実施されます。後の昭和48年には変動相場制に変わりました。

問63

国営の鉄道事業が、「日本国有鉄道」という公共企業体になります。それを受け「○○電車」が「国電」と呼ばれます。

問64

昭和24年、初めての穴あき硬貨「○円硬貨」が流通します。図柄は稲穂です。

問65

昭和20年代、自転車の後部や側面に客席をつけた、営業用の三輪車「○タク」が全国的に繁盛しました。

問66

昭和20年代、小学生がなりたい職業の1位は、男子が「プロ〇〇の選手」。女子は「学校の先生」でした。

問67

昭和25年、記念すべき第1回ミス日本は、「〇〇〇〇〇」です。その後、彼女は大映の看板女優として活躍します。

問68

「〇〇戦争」によって特需景気が起こります。米軍による軍服や軍用毛布、テントなどの繊維製品の買い付けが主でした。

問69

また、この戦争により金属類の値が上がり、子供による「〇線集め」が問題となりました。

問70

昭和25年、女性の平均寿命が、初めて「〇〇歳」を超えました。ちなみに男性は58歳でした。

問71
昭和26年、戦後初の民間航空会社・日本航空が設立されました。「○」のマークで有名です。

問72
同年、酔っぱらい運転の取り締まりのため、警視庁は「ゴム○○」を利用した計測器を使います。

問73
同じ年、「NHK○○たすけあい運動」が始まります。皆が明るいお正月を迎えるためでした。

問74
本田技研は、原付自転車「○○号」を昭和27年に開発します。後に世界で最も売れたバイク「スーパー○○」の基となります。

問75
財閥の商号・名称が復活します。千代田銀行は「○○銀行」、大阪銀行は住友銀行に戻りました。

問76

昭和28年、吉田茂首相が衆議院予算委員会で暴言を吐き、衆議院を解散。「○○○○○解散」と呼ばれています。

問77

東京・新宿駅に、日本で初めて「○○○ロッカー」が設置されました。東海道新幹線が開通した年です。

問78

熊本・水俣湾沿岸で「○○中毒」が多発します。後にチッソが海に垂れ流した廃液が原因とわかり「水俣病」と呼ばれました。

問79

昭和20年代後半の死亡原因の順位は、1位「○○○」、2位「がん」、3位「老衰」でした。

問80

昭和29年より、円未満の少額通貨が廃止になります。「○」や厘の貨幣流通が無くなりました。

問81
終戦後のベビーブームで、小学校の新入生が激増します。いわゆる「○○の世代」の皆さんです。

問82
文壇や芸能界などでも広まっていた覚醒剤の「○○○○」が、希望を失った青少年の間でも蔓延《まんえん》し、社会問題になりました。

問83
西日本を中心に、多数の乳児が原因不明の中毒になり、後に森永乳業の粉ミルクが原因と判明。「森永○○ミルク事件」です。

問84
都会では満員電車の通勤ラッシュ時、学生アルバイトの「○○屋」が活躍しました。

問85
昭和31年、初代・南極観測船「○○」が南極に向けて出発します。海軍では特務艦として活躍していました。

問86
昭和32年、「○○防止法」が実施されます。これにより赤線が廃止されましたが、業者は特殊浴場などで生き延びをはかります。

問87
昭和30年代から様々な電化製品が普及し始めると、多くの電気を使うことにより、よく「○○○○」が飛びました。

問88
名古屋や大阪・難波、東京・渋谷などで大規模な「○○街」が開設しました。その後、全国の都市で次々と建設されます。

問89
戦後のファッション界に君臨した「クリスチャン・○○○○○」が52歳で亡くなります。後継者はサン・ローランでした。

問90
紆余曲折のあった沖縄の教育制度でしたが、昭和33年、「教育○○○」が公布され、本土と同じ教育を受けることに。

問91
戦後の食糧増産のため、秋田県の八郎潟で大規模な「○○工事」が始まります。工事完成後は大潟村となります。

問92
昭和32年、日本初のフィルター付きたばこ「○○○」が発売されます。10本入りパッケージでした。

問93
「○○販売」が急速に普及します。そして、丸井が「クレジット」という言葉で若者を取り込み、今日につながっていきます。

問94
昭和33年、初の一万円札が発行されました。図柄の表面は聖徳太子、透かしは「○○○夢殿」です。

問95
国鉄は昭和33年に東京—神戸間に特急「○○○」をデビューさせました。ビジネスで日帰りできる時代になります。

問96

「○○族」という言葉が生まれるほど、この時代、設備の整った公団住宅は憧れの住まいになりました。

問97

交通渋滞のなか、信号無視や強引な追い越しなど無謀な運転で稼ぎをあげる「○○タクシー」が社会問題化します。

問98

小中学生に家庭で一日五時間以上もテレビを見る「テレビ○○」が、多数いることが問題になりました。

問99

東京・千代田区に「千鳥ヶ淵戦没者○○」が完成し、戦地から収集されながら遺族に引き渡すことができなかった遺骨を安置。

問100

昭和34年、児島明子が第8回「ミス・○○○○○世界大会」で第1位になりました。アジア人として初めての優勝です。

問101

日産自動車は、トヨタ・コロナのライバルとなるブルーバードを発売します。「○○○○」時代の幕開けです。

問102

昭和34年、紀伊半島に「○○○台風」が上陸しました。全国に甚大な被害をもたらした大型台風です。

問103

児童の通学を守る「緑の○○○○」が登場します。未亡人や母子家庭の雇用対策として作られた職業でした。

問104

オートバイを無謀運転するカミナリ族が出現します。クルマではカーキチ族。後に「○○族」と呼ばれます。

問105

昭和35年、池田勇人首相が「○○○○計画」を発表します。実際には、日本経済は計画以上の成長をしました。

問106
同年、南アメリカ大陸で、「○○○○」が発生。そのため環太平洋全域に津波が押し寄せ、日本も大きな被害を受けます。

問107
各家庭をまわり、薬を置いていく薬売りの人にもらったのは、「○風船」やコマでした。

問108
道路上の架線から電気を取り、それを動力として走ったバスを、「○○○○バス」と呼びました。

問109
昭和37年、「○○○」の常住人口（夜間人口）が1000万人を突破します。世界で初めてのことでした。

問110
求人難からの人材確保のため、卒業予定の学生を早くから確保する「○○買い」の傾向が強まります。

問111

妊婦の睡眠・鎮静剤に服用された薬「○○○○○○」に、奇形児発生の原因があると大問題に。昭和37年に回収開始。

問112

全国的に公害が発生します。各都市でも「○○○○」が大気を汚し、人体への悪影響が心配されました。

問113

昭和38年、東京・入谷で四歳の幼児が誘拐され、殺害されます。「○○ちゃん事件」として世間を震撼《しんかん》させました。

問114

東京大学の卒業式で、東大総長・茅《かや》誠司が「小さな○○運動」を提唱します。社会から広く共感が寄せられました。

問115

難工事の末、富山県の黒部川上流に発電所が完成します。通称「○○ダム」です。後、苦闘の様子が映画化されました。

問116

滋賀・栗東インターと兵庫・尼崎インターの間に、わが国初の都市間「○○○○」が昭和38年に開通しました。

問117

昭和38年、福岡・大牟田市の「三井○○炭鉱」で、ガス爆発事故が起き、死者が450人を超える大惨事になりました。

問118

人気絶頂だったプロレスラーの「○○○」が、東京・赤坂のナイトクラブで暴力団に刺され、後日死亡しました。

問119

この頃、玄関に上がり込み、脅しをかけ、粗悪なゴム紐や品物を法外な値段で売りつける「○○売り」が横行しました。

問120

昭和30年代後半、中卒者の「○○就職」がピークを迎えます。就職列車に乗って、農村から都会に出てきました。

問121

昭和30年代、商店街のあちこちの店には、売上や釣り銭を入れる「○○」が、天井からぶら下がっていました。

問122

同じく魚屋さんには、天井から「○○○○紙」が何本もぶら下がっていました。

問123

昭和39年、富士河口湖町から富士山五合目間に有料道路の「富士○○○ライン」が開通します。当時は車の大渋滞に。

問124

新潟を中心に大地震が発生し、大きな被害を出します。地盤沈下や地中から水が噴き出す「○○○現象」が確認されました。

問125

昭和39年、東京オリンピック記念「○円硬貨」と「○円銀貨」が発行されます。大人気で金融機関の窓口には長蛇の列が。

問126

夢の超特急・東海道新幹線が昭和39年に開通します。当時は東京・大阪間を「○時間」で走りました。

問127

高級品のティッシュペーパーが普及するまで、皆、今では考えられない低質の「○紙」を持ち歩いていました。

問128

昭和40年、「○○の日」が表現がよくないということで、「敬老の日」と改称されました。

問129

自転車の後ろにつないで荷を運ぶ「○○○○」が活躍しました。今ではほとんど見かけません。

問130

小児麻痺で苦しむ子供たちのために募金活動が始まりました。「○○○の箱」の誕生です。森繁久彌が尽力しています。

問131
東京・江東区の人工島のゴミ埋立地「○の島」で、ハエなどが大量発生しました。今は緑の島に生まれ変わっています。

問132
昭和41年、戦後最大の「交通○○○○」が断行されました。国鉄や私鉄が止まり、1300万人の足を奪います。

問133
昭和40年代、バーやクラブが盛況を迎えます。取引先の接待などの「○○族」の天国だったのです。

問134
新婚旅行の専用列車「ことぶき」が、大阪から「○○」へ向け、運行されます。当地は新婚さんのメッカでした。

問135
昭和42年の「国民生活白書」では、国民の九割が「○○意識」を持っている、という報告がされました。

問136

学生の間に新興宗教の「○○運動」を支持する動きが広まり、学業放棄や家出などに走り、親を泣かせました。

問137

新宿に「○○○○族」が出現します。そしてアングラ族やヒッピーなどが次々と登場しました。

問138

東京五輪のマラソン銅メダルの「○○○○選手」が自殺します。「もう疲れ切ってしまって走れません」に世間は涙を流します。

問139

東京・千代田区に、わが国初の超高層ビル「○○○ビル」がオープンしました。地上36階、高さ１４７メートルです。

問140

日本初の肢体不自由児のための養護施設「○○○○学園」が設立されました。創設者は宮城まり子園長です。

問141
若者の間で「○○○○遊び」がはやります。ビニール袋を吸う様子があんぱんを食べるさまに似ているので「あんぱん」とも。

問142
昭和43年、GNP（国民総生産）が、西ドイツを抜いて、世界「第○位」になりました。

問143
いわゆる「3億円事件」が発生します。犯人捜査のための「○○○○○写真」がマスコミを賑わせました。

問144
東大紛争で全共闘は「○○講堂」などを占拠・封鎖しましたが、機動隊により解除され、多くの検挙者を出しました。

問145
千葉・松戸市役所は、住民の苦情処理のため「○○○○課」を設置します。市長はあの「マツモトキヨシ」の創業者でした。

問146
昭和45年、皇居の一般参賀が初めてガラス越しに。前年、天皇に向かっての「○○○○玉狙撃事件」があったためです。

問147
昭和45年、日航機「○○号」が赤軍派によってハイジャックされます。犯人グループは北朝鮮へ亡命しました。

問148
静岡・田子の浦では、製紙会社などによる排水が原因の、「○○○公害」が社会問題になります。

問149
昭和47年、大阪・ミナミの「○○デパート」で火災が発生し、死者118人というビル火災史上最悪の大惨事になりました。

問150
昭和49年、オイルショックにより物価が高騰します。大蔵大臣だった福田赳夫は、これを「○○物価」と名づけました。

問151

沖縄の本土復帰記念事業として「沖縄国際○○博覧会」が開催されたのは、昭和50年のことです。

問152

昭和50年、インスタントラーメンのＣＭで「私作る人、僕○○○人」が性差別になると女性団体が抗議。発売中止に。

問153

昭和52年頃から、ヨドバシカメラやメガネドラッグ、流通卸売センターなど、様々な「○○○○○○ストア」が大盛況。

問154

昭和54年、マスクの女が「わたし、きれい?」と訊ねてくる「○○○女」が小中学生に恐怖を与え、パニックに。

問155

昭和50年代初めから、日本に出稼ぎに来る東南アジアの女性のことを「○○○ゆきさん」と呼びました。

問156

東京・銀座で「○億円」を拾得し警察に届けたトラック運転手が一躍ときの人に。結局、落とし主は現われず、拾得者のものに。

問157

昭和57年、日航機が羽田空港に着陸寸前、海に墜落しました。機長は心身症で、エンジンを「○噴射」していました。

問158

昭和61年、「○○党」委員長選で、土井たか子が委員長に選出されました。わが国初の女性党首の誕生です。

問159

伊豆大島の「○○○」が昭和61年に大噴火します。約1万人の全島民が、熱海や東京へ避難する事態になりました。

問160

昭和63年、当時世界最長の青函トンネルが開通します。それに伴い、80年の歴史を刻んだ「青函○○○」が廃止になりました。

●第3章　国情・社会全般 編【正解】

1■7日
2■芥川龍之介
3■地下鉄
4■岡田
5■大阪
6■恐慌
7■スチュワーデス
8■天国
9■時計
10■二宮金次郎
11■特高
12■室戸

13■身売
14■巌窟
15■天秤
16■デマ
17■内務
18■阿部定
19■赤
20■関門
21■零戦
22■子宝
23■皇紀
24■軍事

25■電気
26■大政
27■木炭
28■戦艦大和
29■青少年
30■セルロイド
31■ナギナタ
32■敵性
33■鐘
34■死亡
35■竹
36■学徒
37■昭和
38■工場

39■集団
40■丁稚（でっち）
41■勅語
42■三井
43■婦人
44■電気
45■ローマ
46■産む
47■DDT
48■ビット
49■農地
50■腹
51■小学校
52■買出し

53■婦人
54■ヤミ
55■モク
56■ペット
57■命
58■帝銀
59■玉川
60■ポンポン
61■三鷹
62■360
63■省線
64■5
65■輪
66■野球

67■山本富士子
68■朝鮮
69■銅
70■60
71■鶴
72■風船
73■歳末
74■カブ
75■三菱
76■バカヤロー
77■コイン
78■水銀
79■脳溢血
80■銭

81■団塊
82■ヒロポン
83■ヒ素
84■押し
85■宗谷
86■売春
87■ヒューズ
88■地下
89■ディオール
90■基本法
91■干拓
92■ホープ
93■月賦
94■法隆寺

95■こだま
96■団地
97■神風
98■っ子
99■墓苑
100■ユニバース
101■マイカー
102■伊勢湾
103■おばさん
104■暴走
105■所得倍増
106■チリ地震
107■紙
108■トロリー

109■東京都
110■青田
111■サリドマイド
112■スモッグ
113■吉展(よしのぶ)
114■親切
115■黒四
116■高速道路
117■三池
118■力道山
119■押し
120■集団
121■ザル
122■ハエ取り

123■スバル
124■液状化
125■百　千
126■四
127■塵(ちり)
128■老人
129■リヤ
130■あゆみ
131■夢
132■ゼネスト
133■社用
134■宮崎
135■中流
136■原理

137■フーテン
138■円谷幸吉
139■霞が関
140■ねむの木
141■シンナー
142■2
143■モンタージュ
144■安田
145■すぐやる
146■パチンコ
147■よど
148■ヘドロ
149■千日
150■狂乱

151■海洋
152■食べる
153■ディスカウント
154■口裂け
155■ジャパ
156■1
157■逆
158■社会
159■三原山
160■連絡船

第4章

活躍した人たちの名前、思い出せますか?

▶スポーツ・芸能 編◀

全160問

◎ 自己採点しましょう ◎

〔130問正解〕 ★★★ 大変よくできました
〔100問正解〕 ★★☆ よくできました
〔70問正解〕 ★☆☆ もう少し頑張りましょう

問 1

昭和の初め、大人気の映画と言えば、嵐寛寿郎や片岡千恵蔵、大河内傳次郎らが活躍する「○○○○○映画」でした。

問 2

昭和2年、全国中等学校野球大会を「○○○球場」からNHKはラジオ中継します。実況中継放送の始まりでした。

問 3

昭和3年、アムステルダム・オリンピックの三段跳びで「○○幹雄」が日本人で初めての金メダリストになりました。

問 4

東京の喜劇・軽演劇界で人気を二分したのは、下町のエノケン、丸の内のロッパと称された榎本健一と「○○ロッパ」でした。

問 5

藤山一郎が唄う「酒は涙か○○か」が昭和6年に大ヒット。古賀政男の作曲で、藤山の出世作になります。

問 6

昭和７年、第１回日本ダービーが「○○競馬場」で開催されます。昭和９年から開催地が東京（府中）競馬場に変更されました。

問 7

昭和初期の音楽レコードは、「○○節」やクラシックの全盛期で、歌謡曲や流行歌はまだまだでした。

問 8

昭和８年の早慶戦で慶大の水原茂３塁手（後に巨人監督）が、観客の投げ入れた「○○○」を早大応援席に投げ返し、大騒動に。

問 9

「しゃべくり漫才」の元祖「横山○○○○」、花菱アチャコの早慶戦漫才が大人気になりました。

問 10

ベーブルースなどスター軍団の米大リーグが来日し、全日本と対戦。沢村栄治が力投しますが、米の16戦「○勝」でした。

問11

昭和10年、陸上選手の吉岡隆徳《たかよし》が100メートルで10秒3の世界タイ記録を出します。「○の超特急」と呼ばれました。

問12

日本人として出場した明治神宮体育大会で、マラソンの孫基禎《そんきてい》が世界記録を。翌年のベルリン五輪では「○」メダルを獲得。

問13

昭和11年、4年後の第12回オリンピックの開催地が東京に決定します。しかし2年後、「○○戦争」の影響によって中止に。

問14

川田義雄・坊屋三郎・芝利英・益田喜頓の4人が、音楽コントグループ「○○○○ぼういず」を結成し、大受けしました。

問15

昭和12年に発売された淡谷のり子の「○○のブルース」が大ヒット。淡谷は後に「ブルースの女王」と呼ばれます。

問 16

天下の二枚目「○○○○○」が、映画会社移籍のトラブルで、役者の命である顔を切られる事件が発生しました。

問 17

昭和14年、69連勝中の「横綱○○○」は、前頭の安芸ノ海に敗れ、70連勝はなりませんでした。

問 18

当時は、プロ野球より明治神宮球場を舞台に闘う「○○○野球」のほうが、ファンに人気のスポーツでした。

問 19

戦時色が強まるなか、カタカナ名の芸能人に改名指示が出ます。「○○○○・ミネ」が三根耕一、ミス・コロムビアが松原操に。

問 20

戦前から活躍した巨人・川上哲治選手の打球は、その糸を引くような速さから、「○○ライナー」と呼ばれました。

問 21

昭和16年、映画俳優の「○○」が禁止されます。大河内傳次郎は大部勇、阪東妻三郎は田村傳吉となりました。

問 22

海軍の指導で映画「ハワイ・マレー沖海戦」が完成します。特技監督はゴジラなどの特撮映画を得意にした「○○○○」です。

問 23

「○○○○用語」も敵性語とし排除され日本語化します。ラグビーは「闘球」、ゴルフは「打球」、スキーは「雪滑」などでした。

問 24

昭和18年、後に世界的な映画監督になる黒澤明が柔道家の闘いを描いた「○○○○」で監督デビューしました。

問 25

昭和20年4月、東京大空襲のもと、杉村春子は渋谷東横劇場で「女の○○」を初演しました。後に杉村の当たり役となります。

問26

戦後初の映画「そよかぜ」の挿入歌「リンゴの唄」が、主演もした「○○路子」により大ヒットしました。

問27

昭和20年、兵役などで崩壊状態だったプロ野球が、東京・明治神宮球場の「○○対抗戦」で復活しました。

問28

GHQの通告により、チャンバラ映画が「○○主義的」として上映禁止になりました。

問29

昭和20年、不世出の大横綱・双葉山が満33歳で引退しました。年寄「○○風」を襲名します。

問30

映画「はたちの青春」が公開されました。幾野道子と大坂志郎による初めての「○○シーン」で話題になりました。

問 31

昭和21年、兵庫県宝塚市で第1回「国民○○大会」が開催されました。全国から選手が集うスポーツ祭典の原点です。

問 32

東宝が第1回目の「ニューフェイス」を募集。抜擢されたのは久我美子、若山セツ子など。そして世界の「○○○○」も。

問 33

昭和21年、NHKラジオでクイズバラエティ番組「○の泉」が始まります。昭和39年まで続きました。

問 34

戦後初の輸入映画「鉄腕○○○○」が、昭和21年に公開されました。あの密林の王者の映画です。

問 35

昭和22年、NHKラジオドラマ「向こう○○両隣り」が人気に。柳家金語楼や飯田蝶子などの芸達者が活躍しました。

問36

ラジオドラマ「鐘の鳴る丘」が昭和22年に開始されます。戦災孤児を扱った内容で、主題歌の「○○○○帽子」が大流行。

問37

菊池章子が唄った「星の○○に」が、聴く者の涙を誘いました。奉天《ほうてん》から引揚げ、生活のため夜の女になった女性がモデルです。

問38

笠置シズ子が唄った「東京ブギウギ」が大ヒット。以後、一連のブギものをヒットさせ、「ブギの○○」として一世を風靡《ふうび》。

問39

昭和23年、川田正子の唄う童謡「○○○の花咲く丘」が大ヒットします。川田姉妹による童謡・唱歌ブームになりました。

問40

水泳の古橋広之進が自由形の様々な距離で世界新記録を連発し、アメリカでは「フジヤマの○○○○」と絶賛されました。

問 41

歌謡界の女王となる美空ひばりが初出演した映画、「悲しき○○」が封切られ、同名の主題歌も大ヒットしました。

問 42

昭和24年、日本野球連盟（プロ野球）が「○○○」の加盟をめぐり紛糾、セントラルとパシフィックリーグに分裂します。

問 43

石坂洋次郎の小説が原作の、青春を謳歌する若者を描いた映画、「青い○○」が人々に希望を与えます。主演は原節子でした。

問 44

原爆被災者の遺族の切ない心情を歌った「長崎の鐘」は、詩人、作詞家、作家の「○○○ハチロー」の作詞です。

問 45

昭和25年、巨人の藤本英雄投手は対西日本パイレーツ戦で、史上初の「○○試合」を達成しました。

問46

プロ野球の第1回日本シリーズが開幕し、「○○オリオンズ」が日本一になります。相手は松竹ロビンスで4勝2敗でした。

問47

映画「支那の夜」に主演した国際女優、中国名・李香蘭ですが、日本に帰って、旧姓「○○淑子」と名を変えて活躍します。

問48

この頃、映画界で一番の人気を誇ったのは、女優の「○○○○」でした。デコちゃんの愛称で親しまれました。

問49

「NHK紅白歌合戦」は当初、大みそかの番組ではなく、「○月」にラジオ放送されていました。

問50

昭和26年、哀切漂うメロディをバックに、津村謙が唄った「○○帰りのリル」がヒットしました。

問 51

ラジオ東京（現・TBS）が開局し、15分間ドラマ、「チャッカリ夫人と○○○○夫人」が大人気となりました。

問 52

昭和27年、任期を終えた保安官が、以前に逮捕した悪党と闘う西部劇「○○の決闘」が公開されました。

問 53

ヘルシンキ五輪で、チェコのザトベックは陸上5千、1万、マラソンの3種目で金。その走り振りから「人間○○○」と。

問 54

NHKラジオの連続ドラマ「君の名は」が始まります。放送中は「○○」がカラになるほどの人気でした。

問 55

春日八郎が「○○ランプの終列車」でデビューします。伸びのある高音で、ヒット曲を次々と出しました。

問 56

昭和28年、兄弟で城を取り戻し父の仇を討つ「○○童子」がNHKで放送。「ヒャラーリ　ヒャラリコ～」の歌が懐かしい。

問 57

尾道から上京した老夫婦が、子供との関係に戸惑いながら、帰郷する姿を描いたのは小津安二郎の名作「○○物語」でした。

問 58

大相撲の土俵の「○○○」が廃止され、房が下げられるようになったのは、NHKのテレビ実況中継が開始されたためでした。

問 59

昭和29年、力道山・木村政彦組と「○○○○兄弟」が対戦。初の国際プロレス試合で、プロレスブームに火をつけました。

問 60

マリリン・モンローが来日します。同伴したのは、夫である大リーガーの「ジョー・○○○○○」でした。

問 61

映画監督「○○健二」は、「西鶴一代女」「雨月物語」「山椒大夫」で3年連続ヴェネツィア映画祭の銀獅子賞を受賞しました。

問 62

小豆島の分教場に着任した若い女の先生と、12人の子供たちとの交流を描いた「二十四の瞳」。監督は「○○○○」でした。

問 63

昭和29年、怪獣映画「○○○」が封切りされます。以降、「モスラ」や「ラドン」が作られ、三大怪獣スターと称されます。

問 64

一人息子の帰りを信じ、復員船を待ち続ける老婆の心情を菊池章子が唄った「○○の母」が昭和29年に大ヒットします。

問 65

昭和29年、「○○」が、映画シーンの性や暴力描写などを審査し、成人向き映画の指定に踏み切りました。

問 66

昭和30年、マリリン・モンロー主演で、スカートがめくれ上がるシーンで有名な映画「七年目の○○」が公開されました。

問 67

昭和31年、NHKテレビで人形劇「○○○○村とクルミの木」が始まり、子供たちに大人気でした。

問 68

昭和31年、日本登山隊はヒマラヤの「○○○○」に初登頂。日本人初の8000メートル以上の高峰征服です。

問 69

イタリア開催のコルチナダンペッツオ・オリンピックのスキー男子回転で、「猪谷《いがや》○○」は2位になり、冬期初のメダリストに。

問 70

この年、巨人の川上哲治が、プロ野球史上初の「○千本」安打を達成しました。達成試合数は1646試合で最速記録です。

問 71

石原裕次郎のデビュー作で有名な映画「太陽の季節」ですが、原作と脚本は「○○○○○」でした。

問 72

昭和31年、TBSの人気ドラマ枠だった「東芝○○劇場」が放送開始されました。

問 73

独特の言い回し「そりゃーもう、なんと申しましょうか」で親しまれたプロ野球の名解説者は「○○得郎」でした。

問 74

昭和32年、埼玉・霞ヶ関カントリー倶楽部で開催されたカナダ・カップで中村寅吉プロが優勝し、「○○○ブーム」になります。

問 75

同年のプロ野球日本シリーズで、西鉄が巨人を4連勝で破り優勝。連投した稲尾和久投手は「○様、○様、稲尾様」でした。

問 76

日常の様々な現象を科学の視点から考えるテレビ番組、「生活の○○」が放映され、茶の間の人気番組になりました。

問 77

昭和33年、テレビ映画「月光仮面」の放送が開始されます。ヒーローを真似、子供たちは首に「○○敷」を巻いて遊びました。

問 78

同年、ＮＨＫで連続テレビドラマ「事件記者」や「バス○○○」が始まります。

問 79

大きな期待を受けて巨人に入った長嶋茂雄選手は、1年目から本塁打王と打点王になり、「○○王」を獲得しました。

問 80

その長嶋選手ですが、デビューの開幕戦で、国鉄の金田投手に「4打席○三振」に抑え込まれました。

問 81

大相撲の「○○○場所」開催が決まったことにより、年6場所制が定着します。

問 82

昭和34年、旬《しゅん》の芸能人やスポーツ選手の出演で話題を呼んだトーク番組「スター○○○」がフジテレビで放送開始されます。

問 83

海外取材番組の「兼高○○○世界の旅」により、私たちは外国を旅行したような気分になれました。

問 84

大阪の商家を舞台にした公開コメディ番組で、芦屋雁之助らが出演した「○○はんと丁稚どん」が放映され、大爆笑でした。

問 85

昭和34年、菊田一夫の作・演出の舞台「○○○○奴」が開演します。後にロングランを続けるヒット作になりました。

問 86

昭和35年、昼間の主婦族をテレビの前に釘づけにしたのが、ドラマ「日日の背信」でした。「昼◯◯」流行のきっかけに。

問 87

松竹出身の映画監督、大島渚や吉田喜重、篠田正浩らにより、映画に新しい波が起きました。「松竹◯◯◯◯バーグ」です。

問 88

日本のお家芸・男子体操ですが、オリンピックの団体競技で初めて金メダルを獲得したのは「◯◯◯オリンピック」です。

問 89

ターバンのような頭巾を巻き大きなサングラスをかけた主人公が、悪の権力者と闘ったドラマは「怪傑◯◯◯◯」でした。

問 90

アラン・ドロンを一躍大スターにした映画「◯◯がいっぱい」ですが、ニーノ・ロータのテーマ曲も大ヒットしました。

問91
昭和36年、ＮＨＫ・朝の連続テレビ小説の第一作、「○と私」が放映されました。原作は獅子文六です。

問92
警視庁捜査一課を舞台にしたドラマ「○○の刑事」ですが、芦田伸介扮する沢田のモデルは名物刑事・平塚八兵衛とも。

問93
化粧品会社を舞台に、歌と笑いの青春コメディ「○○季節」が人気に。クレージーキャッツや渥美清、坂本九などが出演します。

問94
昭和36年、人気映画俳優・赤木圭一郎が日活撮影所内の「○○○○○事故」で死亡しました。

問95
当時、女子バレーボールチーム「日紡貝塚」は無敵の強さで、海外遠征も24戦全勝。外国から「東洋の○○」と呼ばれます。

問96

昭和36年、世界柔道選手権でオランダの「○○○○○」が優勝。日本が初めて負けます。東京オリンピックに黄信号が……。

問97

村田英雄の唄う「○○」が大ヒット。戦後初のミリオンセラーを記録しました。

問98

昭和37年、TBSで放映した米テレビドラマ「ベン・○○○○」が大人気に。最高視聴率は50パーセントを超えました。

問99

園まり、中尾ミエ、伊東ゆかりがデビューします。三人が司会する番組名から「○○○○3人娘」と呼ばれました。

問100

藤田まことと白木みのる主演のコメディ「○○○○○三度笠」は、「あたり前田のクラッカー」などの流行語も生みました。

問 101

昭和37年、栃木の「○○学院」は、夏の甲子園大会で優勝し、史上初めて春夏連覇を達成しました。

問 102

世界の奇習や風俗を描いたイタリア・ヤコペッティ監督の「世界○○物語」が、人々の好奇心をあおり、大きな話題に。

問 103

昭和38年に植木等が起用された洋傘のテレビCMです。「ナンデアル、○○○○○」と5秒間流れます。

問 104

その植木等が、ひたすら調子よくトントン拍子で出世していく男を演じた映画は「ニッポン○○○時代」でした。

問 105

昭和38年、数々の大記録を持つ横綱・大鵬は、大相撲史上初の「○場所」連続優勝を達成しました。

問 106

浪花節のような渋い声で「浪曲子守唄」をヒットさせたのは、「○○太郎」でした。

問 107

昭和39年、ドン・ガバチョやトラヒゲなどのユニークなキャラクターが登場する人形劇は「○○○○○ひょうたん島」です。

問 108

ホームランを量産した王貞治選手ですが、昭和39年、対阪神戦で1試合「○打席」連続本塁打を記録しました。

問 109

南海ホークスにいた「○○雅則」選手は野球留学で米国に渡り、サンフランシスコ・ジャイアンツで日本人初の大リーガーに。

問 110

テレビ時代劇「○○剣士」の影響で、子供たちの間にブリキ製手裏剣投げなどの忍者ごっこがはやりました。

問 111

昭和40年、プロ野球・大洋ホエールズに新治伸治が入団します。「○○大学」初のプロ野球選手になりました。

問 112

南海ホークスの野村克也選手は、戦後初の3冠王になりました。「王、長嶋がひまわりなら、自分は○○○」と語っています。

問 113

大橋巨泉と藤本義一が交互に司会を担当した深夜のワイドショー「○○PM」が、大人の支持を受け、人気番組になります。

問 114

ベンチャーズが来日し、テケテケサウンドを披露します。日本に「○○○・ブーム」を巻き起こしました。

問 115

TBSと円谷プロが製作する「ウルトラ○」が放映されます。毎回違う怪獣が登場し、高視聴率を記録しました。

問116

両親を亡くした五人兄弟が、様々な苦難を乗り越え歩き続けていくドラマ「○○たち」が人気に。主題歌もヒットします。

問117

マイク真木が唄う和製「○○が咲いた」が大ヒットしました。これをきっかけにフォークソングブームが起こります。

問118

ハワイ出身のボクサー・藤猛が世界ジュニア・ウェルター級王座に。「ヤマト○○○○」と答え、国民に親近感を与えました。

問119

各放送局のラジオの「○○放送」が人気となります。とくに受験生や学生は、皆聞いていました。

問120

昭和43年、メキシコ・オリンピックの走り高跳びでアメリカのフォスベリーが自ら考案した「○○跳び」で金メダルに。

問 121

メキシコ・オリンピックで、サッカーの日本チームが銅メダルを獲得します。エースの釜本邦茂選手が「○○王」になりました。

問 122

タイガースを始め、グループサウンズの人気が絶頂になります。公演では、興奮のあまり「○○」する少女が続出しました。

問 123

映画「男はつらいよ」の渥美清演じる「フーテンの寅」の本名は「○寅次郎」です。

問 124

昭和44年、プロ野球の八百長事件が発覚しました。関与した選手は永久追放になります。「○○○事件」とも呼ばれました。

問 125

昭和45年、日本山岳会のエベレスト登山隊で、日本人で初めて登頂に成功したのは杉浦輝夫と「○○直己」でした。

問 126

昭和45年、第1回女子プロ選手権で「○○○○」が優勝。日本中に「ボウリングブーム」が巻き起こりました。

問 127

昭和46年、毎日放送で特撮ドラマ「○○ライダー」の放映が開始されました。「変身」をして悪と戦います。

問 128

日本テレビ「スター誕生」の最初の合格者は「○○○」でした。その後、桜田淳子や山口百恵などのアイドルスターが誕生します。

問 129

ボクシングの輪島功一が世界タイトルを獲得します。「○○○跳び」など、変幻自在のファイトが得意でした。

問 130

昭和46年、経営悪化のため映画会社の「○○」が倒産しました。斜陽の映画産業を象徴する出来事でした。

問131

札幌五輪の70メートル級ジャンプで、笠谷幸生、金野昭次、青地清二が金銀銅を独占し「○○○飛行隊」と呼ばれました。

問132

昭和47年、大相撲で、ハワイ出身の「○○○」が初優勝します。外国人力士としては初めてでした。

問133

「○○○○○五輪」で、大古、森田、猫田などを擁す男子バレーボールチームが優勝します。空前のバレー人気でした。

問134

青木まゆみなど一流スイマーを輩出した「○○スイミングクラブ」が解散。イトマンスイミングスクールに引き継がれます。

問135

昭和47年より放映され、よれよれのコートや、うちのカミさんがね、というセリフで大人気となったのは「刑事○○○○」です。

問136

昭和48年、大相撲で輪島大士が横綱になりました。「○○相撲」出身としては初めてでした。

問137

大井競馬場で無敵だった「○○○○○○」は、中央競馬に移籍後も快進撃を続け、怪物と呼ばれました。

問138

昭和49年の夏から、甲子園に「○○○○○」が登場します。飛距離が伸び、ホームラン数が大幅に増えました。

問139

昭和40年代後半から、ラグビー人気が高まります。とくにファンが熱中したのは早稲田大学と「○○大学」の試合でした。

問140

昭和50年頃、外国歌の「○○○・マルレーン」が人気に。もともとは第2次世界大戦時、ヨーロッパ戦線で流行した歌です。

問 141

昭和50年、銀行員でシンガー・ソングライターの「○○○」は、「シクラメンのかほり」で日本レコード大賞を受賞しました。

問 142

映画では「タワーリング・インフェルノ」や「ジョーズ」、「新幹線爆破」など「○○○○映画」が人気となりました。

問 143

昭和51年、嫁姑の反目を描いたNHKのホームドラマ、「となりの○○」が、大反響を呼びました。

問 144

テレビ朝日のトーク番組「○○の部屋」がスタートしたのが、昭和51年です。現在も続く長寿番組です。

問 145

モントリオール五輪で人気者になったのが、体操競技で10点満点を連発したルーマニアの「○○○○」選手でした。

問146

同年、大島渚監督の「愛の○○○○」が公開されました。日本初のハードコアポルノ映画です。

問147

昭和52年、全日本柔道選手権大会で、東海大学の「○○泰裕」選手が優勝します。19歳で史上最年少でした。

問148

昭和52年の全米女子プロゴルフ選手権で「○○○○」選手が優勝します。日本人としてメジャー制覇は初めてです。

問149

世界マッチプレー選手権で「○○○」選手が優勝したのは昭和53年です。男子ゴルフでは初の海外ツアー制覇でした。

問150

さだまさしの「○○宣言」の大ヒットで、カラ威張りした亭主族も多かったのではないでしょうか。

問 151

昭和55年、ロッテの張本勲選手が史上初の「○千本」安打を達成しました。安打製造機と言われ、広角打法を得意としました。

問 152

モスクワ五輪が開催されますが、ソ連の「○○○○○○」侵攻を理由に、67カ国が参加をボイコットしました。

問 153

昭和55年、歌手の山口百恵が引退します。半生を綴った著書の「○○時」が大ベストセラーになりました。

問 154

昭和57年、天才クライマーと言われた「○○保男」が、初の厳冬期エベレスト登頂に成功するも、下山途中で消息を絶ちます。

問 155

極貧の農家の出ながら、耐え忍んで人生を生き抜く女を描いた連続ドラマ「○○○」は、最高視聴率69％を記録しました。

問156

昭和58年のカンヌ映画祭で、今村昌平監督の「○○○考」がグランプリを獲得しました。

問157

昭和62年、ゴルフの「○○○○」は、アメリカ選手以外で初のアメリカLPGAツアーの賞金女王になりました。

問158

ハワイ州オアフ島出身の大相撲の巨漢力士「○○」が、昭和62年5月場所後に、外国人初の大関になりました。

問159

プロ野球・広島東洋カープの「○○祥雄」選手は、ゲーリックの記録を破る2131試合連続出場を成し遂げました。

問160

昭和63年、「○○龍一」が映画「ラスト・エンペラー」で、アカデミー賞作曲賞を受賞しました。日本人初です。

●第4章 スポーツ・芸能 編【正解】

1■チャンバラ
2■甲子園
3■織田
4■古川
5■溜息
6■目黒
7■浪花(なにわ)
8■リンゴ
9■エンタツ
10■全
11■暁
12■金

13■日中
14■あきれた
15■別れ
16■長谷川一夫
17■双葉山
18■六大学
19■ディック
20■弾丸
21■芸名
22■円谷英二
23■スポーツ
24■姿三四郎

25■一生
26■並木
27■東西
28■軍国
29■時津
30■キス
31■体育
32■三船敏郎
33■話
34■ターザン
35■三軒
36■とんがり
37■流れ
38■女王

39■みかん
40■トビウオ
41■口笛
42■新球団
43■山脈
44■サトウ
45■完全
46■毎日
47■山口
48■高峰秀子
49■正
50■上海
51■ウッカリ
52■真昼

53 ■ 機関車
54 ■ 銭湯
55 ■ 赤い
56 ■ 笛吹
57 ■ 東京
58 ■ 四本柱
59 ■ シャープ
60 ■ ディマジオ
61 ■ 溝口
62 ■ 木下恵介
63 ■ ゴジラ
64 ■ 岸壁
65 ■ 映倫
66 ■ 浮気

67 ■ チロリン
68 ■ マナスル
69 ■ 千春
70 ■ 2
71 ■ 石原慎太郎
72 ■ 日曜
73 ■ 小西
74 ■ ゴルフ
75 ■ 神 仏
76 ■ 知恵
77 ■ ふろ
78 ■ 通り裏
79 ■ 新人
80 ■ 4

81 ■ 名古屋
82 ■ 千一夜
83 ■ かおる
84 ■ 番頭
85 ■ がめつい
86 ■ メロ
87 ■ ヌーベル
88 ■ ローマ
89 ■ ハリマオ
90 ■ 太陽
91 ■ 娘
92 ■ 七人
93 ■ 若い
94 ■ ゴーカート

95 ■ 魔女
96 ■ ヘーシンク
97 ■ 王将
98 ■ ケーシー
99 ■ スパーク
100 ■ てなもんや
101 ■ 作新
102 ■ 残酷
103 ■ アイデアル
104 ■ 無責任
105 ■ 6
106 ■ 一節
107 ■ ひょっこり
108 ■ 4

109■村上
110■隠密
111■東京
112■月見草
113■11
114■エレキ
115■Q
116■若者
117■バラ
118■ダマシイ
119■深夜
120■背面
121■得点
122■失神

123■車
124■黒い霧
125■植村
126■中山律子
127■仮面
128■森昌子
129■カエル
130■大映
131■日の丸
132■高見山
133■ミュンヘン
134■山田
135■コロンボ
136■学生

137■ハイセイコー
138■金属バット
139■明治
140■リリー
141■小椋佳
142■パニック
143■芝生
144■徹子
145■コマネチ
146■コリーダ
147■山下
148■樋口久子
149■青木功
150■関白

151■3
152■アフガニスタン
153■蒼い
154■加藤
155■おしん
156■楢山節
157■岡本綾子
158■小錦
159■衣笠
160■坂本

★

あの流行語、まだ覚えていますか?

▶脳トレ・おまけテスト 編◀

全20問

◎ 自己採点しましょう ◎

〔16問正解〕 ★★★ 大変よくできました
〔12問正解〕 ★★☆ よくできました
〔8問正解〕 ★☆☆ もう少し頑張りましょう

問 1

「○○の本懐」（**昭和5年**）

・道半ばで倒れたとしても本望だ、という浜口雄幸首相の言葉。

問 2

「○○は死ななきゃなおらない」（**昭和12年**）

・広沢虎造がうなり、人気になった浪曲「石松三十石船」の文句。

問 3

「○○○○は敵だ！」（**昭和15年**）

・戦時標語の一つ。看板がいたるところに立てられた。

問 4

「欲しがりません○○までは」（**昭和17年**）

・これも戦時標語。広く公募された標語の入選作。

問 5

「○○○○ハップン」（**昭和25年**）

・日本語と英語の合成語。「まさか」という意味で使われた。

問6
「プー○○○」（昭和27年）
・日雇い労務者のこと。風の吹くにまかせた生活態度からついた。

問7
「○○、強くなったのは女と靴下」（昭和28年）
・新憲法で男女同権となり、ナイロンストッキングも普及した。

問8
「シャネルの○番」（昭和29年）
・寝るときは何を着ますか？という質問へのモンローの答え。

問9
「一億総○○化」（昭和31年）
・テレビの低俗さを揶揄《やゆ》した、評論家・大宅壮一の言葉。

問10
「私は○は申しません」（昭和35年）
・総選挙を控え、池田勇人首相がテレビＣＭで発した言葉。

問11

「巨人　○○　卵焼き」（昭和36年頃）

・高度経済成長の時期、子供たちが好きなものの代表を指した。

問12

「○○についてこい」（昭和39年）

・女子バレーボール・大松監督の足跡をたどった本のタイトル。

問13

「○○ミス」（昭和42年頃）

・婚期を過ぎた女性のこと。オールドミスとも呼ばれた。

問14

「エコノミック・○○○○」（昭和40年代半ば）

・経済的利益ばかりを追い求めるビジネスマンを指した。

問15

「○○○○・○○」（昭和45年）

・女性自身の手による女性開放運動を意味する言葉。

問16
「○○○○キング」（昭和48年）
・全裸で街中や公共の場を走りぬけるパフォーマンス行為。

問17
「○○にございません」（昭和51年）
・ロッキード事件の国会証人喚問で、証人が言い逃れに使った。

問18
「○○○がアホやから野球がでけへん」（昭和56年）
・阪神の江本投手が首脳陣を批判した言葉。これがもとで引退に。

問19
「○人類」（昭和50年代終わり）
・自覚と責任感がない若者を、それ以前の世代が批判した言葉。

問20
「○○さま」（昭和63年）
・職場を仕切る、口うるさい、古参の女性社員のこと。

★脳トレ・おまけテスト【正解】

1■男子
2■馬鹿
3■ぜいたく
4■勝つ
5■とんでも
6■タロー
7■戦後
8■5
9■白痴
10■嘘
11■大鵬
12■おれ

13■ハイ
14■アニマル
15■ウーマン・リブ
16■ストリー
17■記憶
18■ベンチ
19■新
20■お局

●ど忘れ現象を防ぐ会
歳を重ねるにつれ、思い出しづらくなっていく記憶や情報、知識を、どうすればスムーズに思い出せるのか、忘れっぽい脳の鈍化をどう防ぐのかを、日々ゲーム感覚で研鑽している中高年の研究会。
会員には、ライターや編集者、介護職員、会社役員、飲食店店主など、多士済々のメンバーが名を連ねている。

もの忘れ、認知症にならない
昭和 思い出しテスト

2014年 6 月30日　第1刷発行
2014年 7 月12日　第2刷発行

編　者———ど忘れ現象を防ぐ会

発行人———杉山　隆

発行所———コスモ21
〒171-0021　東京都豊島区西池袋2-39-6-8F
☎03 (3988) 3911
FAX03 (3988) 7062
URL http://www.cos21.com/

印刷・製本——日経印刷株式会社

定価はカバーに表示してあります。

ISBN978-4-87795-293-8 C0030

もしも！の時のために

60歳からはじめる エンディングノート

このノートが
あなたと家族を守る!!

明日からの日々が安心して暮らせる！

①あなたが生まれて現在まで生きてきた証をまとめ
②60歳を区切りとして、第二の新スタートを切る覚悟を書きしたため
③万一の時に備え、必要な情報や家族へのメッセージを正確に伝えるために。

——簡単！「書き込み式&必要知識」ノート——

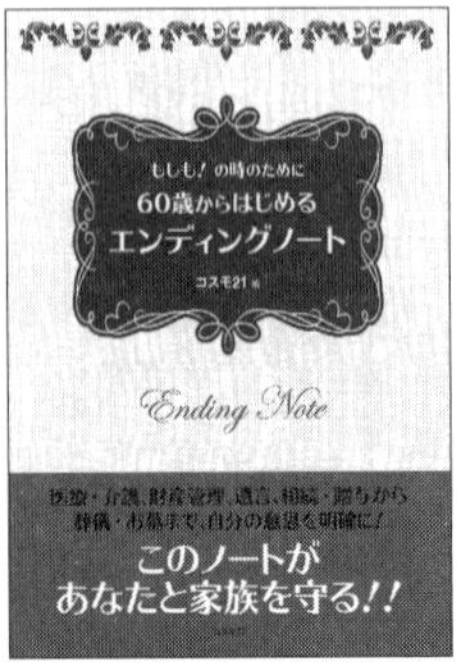

コスモ21［編］
A5判160頁
本体価格1300円＋税

本書の主な内容